ムセはじめたら、「1分のどトレ」

誤嚥性肺炎を防ぐ！口からはじめる健康体操

国際医療研究センター病院
ビリテーション科医長
藤谷順子

世界文化社

はじめに

食べることって、楽しいですよね。

食べ物のおいしそうな色つや、盛りつけ、におい。

口の中に入れたときの歯ざわりや香り。温かさや冷たさ。

噛んでいるときの味の変化や、口の中でほかの食べ物と混ざり合う楽しさ。

サクサク、モチモチ、トロンといった食感。

香りのバリエーションや、飲み込むときののどごし。

飲み込んだ後の鼻に抜ける香りと、口の中の余韻……。

これらは正しく「食べる」「飲み込む」ことができて、はじめて楽しめる、

人生の醍醐味のひとつといえるでしょう。

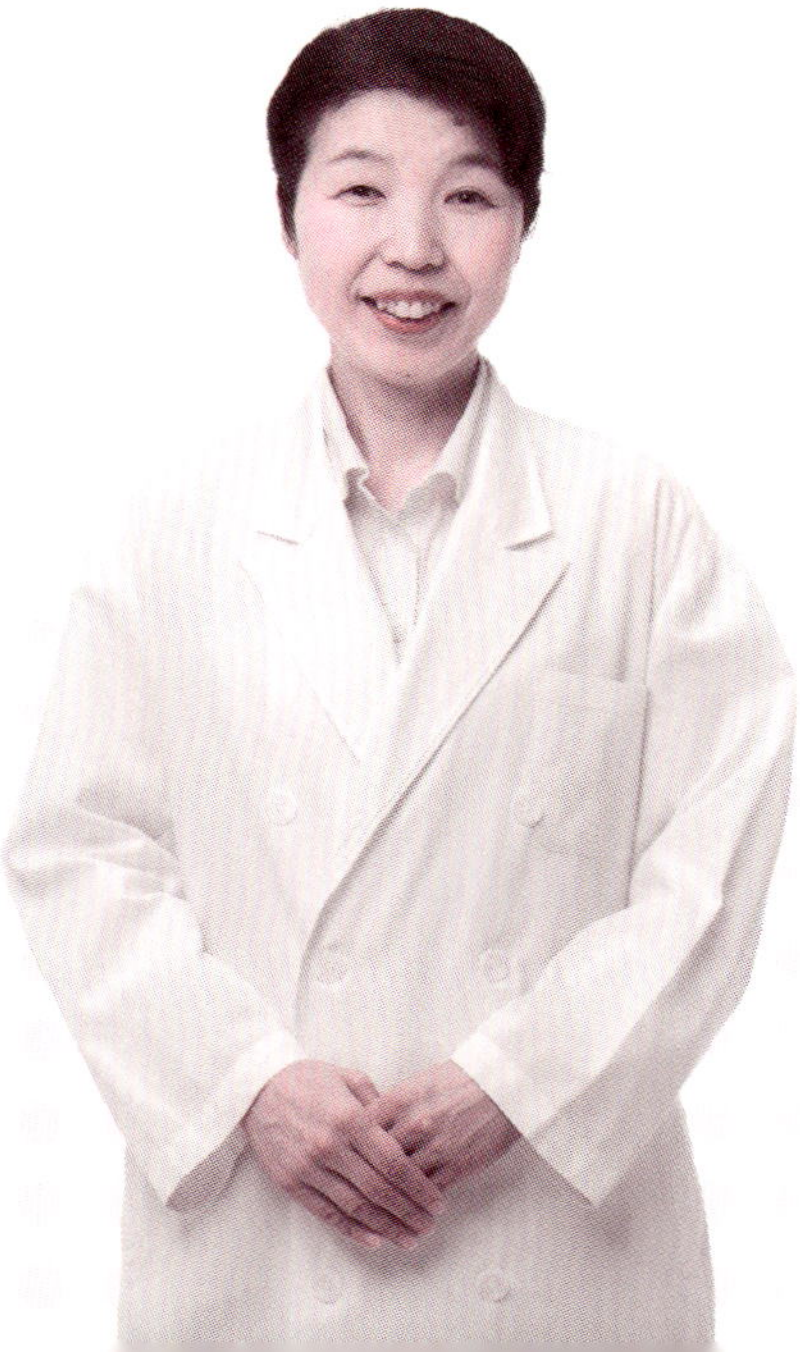

本文でも触れていますが、
「飲み込み」はたくさんの筋肉が連動するとても高度な能力です。
それなのに、食べる能力は衰えないと考えている人が多くいます。
しかし、**飲み込む力は加齢とともに衰える**のです。

飲み込む力が損なわれると、体は栄養も水分もとりにくくなり、
ちょっとしたばい菌やウイルスにも抵抗できなくなります。
そして、**もっともリスクが高いのが、食べ物が空気の通り道へ入り、**
肺でばい菌などが繁殖して炎症を起こす誤《ご》嚥《えん》性《せい》肺《はい》炎《えん》です。
栄養不足で弱った体に誤嚥性肺炎が起きると、
さらに体力を消耗し、ばい菌などから体を防衛する力がどんどん弱まるという、
負のスパイラルに陥り、結果亡くなる人も多くいます。
たとえば著名人の死因も誤嚥性肺炎とよく聞きますが、
がん、心疾患に次いで、**日本人の死因の第3位が肺炎**なのです。
しかも、**肺炎の中でもかなりの割合を誤嚥性肺炎が占めています。**

また、皆さんは、家族と食卓を囲み、同じごはんを食べたり、
友人と食事に行ったりすることも多いでしょう。
飲み込むことが困難になると、そうした人との関わりも失われてしまいます。

しかし、「食の楽しみ」「食を通した人との関わり」を
少しでも長く続ける方法があります。
それは、のどを鍛えること、
すなわち、「飲み込み」にはたらく筋肉や器官を鍛え、
「飲み込む能力」を「貯筋」しておくことと、
飲み込みが失敗しても体を防衛する力を作ることです。

私はリハビリ専門医として、
のどのリハビリも含めた多くの方のリハビリに携わるなかで、
「自分は大丈夫」と過信をしている人ほど肺炎を起こしやすいように感じています。
そのような人たちにはぜひ本書を読んでいただき、
「ちょっとした行動」を起こしてもらいたいと思います。

本書では、まずは自分には見えないのどの奥で、
飲み込みがどのように行われているのかをお伝えします。
また、場所を選ばず、いつでもどこでも1分程度で簡単に行える「のどトレ」の方法を紹介します。
さらに、飲み込みの失敗を防ぐ食べ方や、生活の工夫を伝授します。

「食べる力」「飲み込む力」に意識的に関わり、
食べる快感、楽しさ、豊かさを末長く楽しめるように、
本書がお役に立てば、幸いです。

国立国際医療研究センター病院　リハビリテーション科 医長
藤谷順子

attention !

この本のトレーニングは、現在しっかり飲み込みができている人が、その機能をできるだけ長く維持できるようにするものです。すでに飲み込む能力が大きく低下している人や、全身の栄養状態が悪い人が行うと、むしろ調子を崩してしまう可能性もあります。とくに、すでに誤嚥性肺炎などにかかっている人は、点滴などで栄養をしっかりとり入れる方がよい場合もあります。このような方は、本書ののどトレを行う前に、かかりつけの医師などに相談してください。

CONTENTS

第3章 誤嚥を防ぐ食べ物・食べ方テクニック!

第4章 のどを元気にするライフスタイル

column/memo

入門編

第1章

健康寿命を縮める口・のどの老化

日頃当たり前に行っている「噛んで飲み込む動作」は、実はとても複雑。さまざまな器官やはたらきが巧みに協力し合っています。口やのどの老化により、うまく連携できなくなると、上手に飲み込めなくなり、全身にも悪影響が生じやすくなるのです。

本章では、口・のどの構造や飲み込みのしくみ、飲み込みの失敗が引き起こすさまざまな影響についてお伝えします。

知らないうちに衰える「飲み込む力」

上手に飲み込むのは実は難しい

人間は、加齢に伴い、全身のさまざまな部分が衰えます。まず脚が、その後目などが老化していきます。それらに比べれば、食べるために必要な口からのどにかけての**「飲み込む力」は、比較的長持ちとはいえ、加齢とともに衰える**ということがわかってきています。

　噛んで飲み込むとき、口やのどではたくさんの動作が行われ、うまく飲み込めるようにいろいろな器官が連携しています（詳細はP.16～21参照）。年をとると、たとえば、呼吸を止め再開する切り替えが鈍くなるなど、口やのどの中の動作ひとつひとつに時間がかかったり、タイミングがずれたりします。また、食道の入り口が十分に開かなくなるなど、動きの範囲も狭くなります。

　さらに、スムーズに食べることができなくなると、本人の食べようとする気力や意欲がどんどん低下してしまいます。それが一番の問題といえるでしょう。

POINT

- 食べる能力も加齢や病気で衰える。
- 食べる機能にはおもに「咀嚼」と「嚥下」がある。
- 年をとったら咀嚼力・嚥下力を残すよう意識する。

食べるということは、実は5〜6歳でやっと獲得する高度な能力です。呼吸や排泄と同様、当たり前のことなので、いつまでも使えると思いがちですが、そんなことはありません。まず、そのことを認識しましょう。

食べる底力を鍛えよう！

食べ物を口の中に入れて噛み、飲み込む準備をすることを「咀嚼《そしゃく》」、食べ物や唾液を気管に入らないように食道に入れ、飲み込む一連の動作を「嚥下《えんげ》」とよびます。脳梗塞などの病気で急に嚥下する力が低下する場合と、加齢によって少しずつ低下する場合があります（下表）。

咀嚼と嚥下は多くの器官の機能が巧みに関わって成功します。ひとつの機能が低下しても、ほかでカバーできているうちは、飲み込みに問題がなく見えます。しかし、全機能が低下したら、やはり咀嚼・嚥下することが難しくなります。

そうならないために、**「いつかは食べる力が衰える」という自覚を持ち、咀嚼と嚥下の機能を鍛え、食べる機能を維持することが大切**です。

嚥下力低下の原因による違い

嚥下力低下の原因	脳梗塞など	パーキンソン病など	加齢
嚥下力低下のしかた	病気になった日から	徐々に	徐々に
嚥下力低下の自覚	あることが多い	あることが多い	ないことが多い

意外と知らない口からのどのしくみ

口からのどのさまざまな役割

咀嚼は口の中で行われるので多少は見えますが、噛んでいるときは見えません。嚥下は外から見えないのどの中で行われます。トレーニングを効果的に行うために、口からのどの構造と咀嚼・嚥下のしくみを知っておきましょう。

咽頭《いんとう》
舌の奥からのど、食道の入り口にかけての空間(色の濃い部分)

喉頭《こうとう》
気管の入り口から声帯までの部分

声帯
気管の入り口にある。肺から出る空気で震えて音を出す

食道
いつもは平たくつぶれている。食べ物を通すときだけ、入り口の輪っか状の筋肉がゆるんで開く。入り口の左右には、浅いポケット状のくぼみがある

甲状軟骨
あごの下でちょっと出っ張っている部分。のど仏

POINT

- 上あごの奥側にはやわらかい軟口蓋がある。
- 気管の入り口の上にもやわらかい喉頭蓋がある。
- 普段は気管の入り口は開き、食道の入り口は閉じている。

口からのどの構造

硬口蓋《こうこうがい》
上あご。口内の上の固い部分

喉頭蓋谷《こうとうがいこく》
喉頭蓋の上のくぼんだ部分。食べ物がたまったり、残ってしまったりすることもある

軟口蓋《なんこうがい》
上あごの奥側。鼻とのどの間のやわらかい部分。飲み込む瞬間は、のどの奥に貼り付いて、鼻に入らないようにする

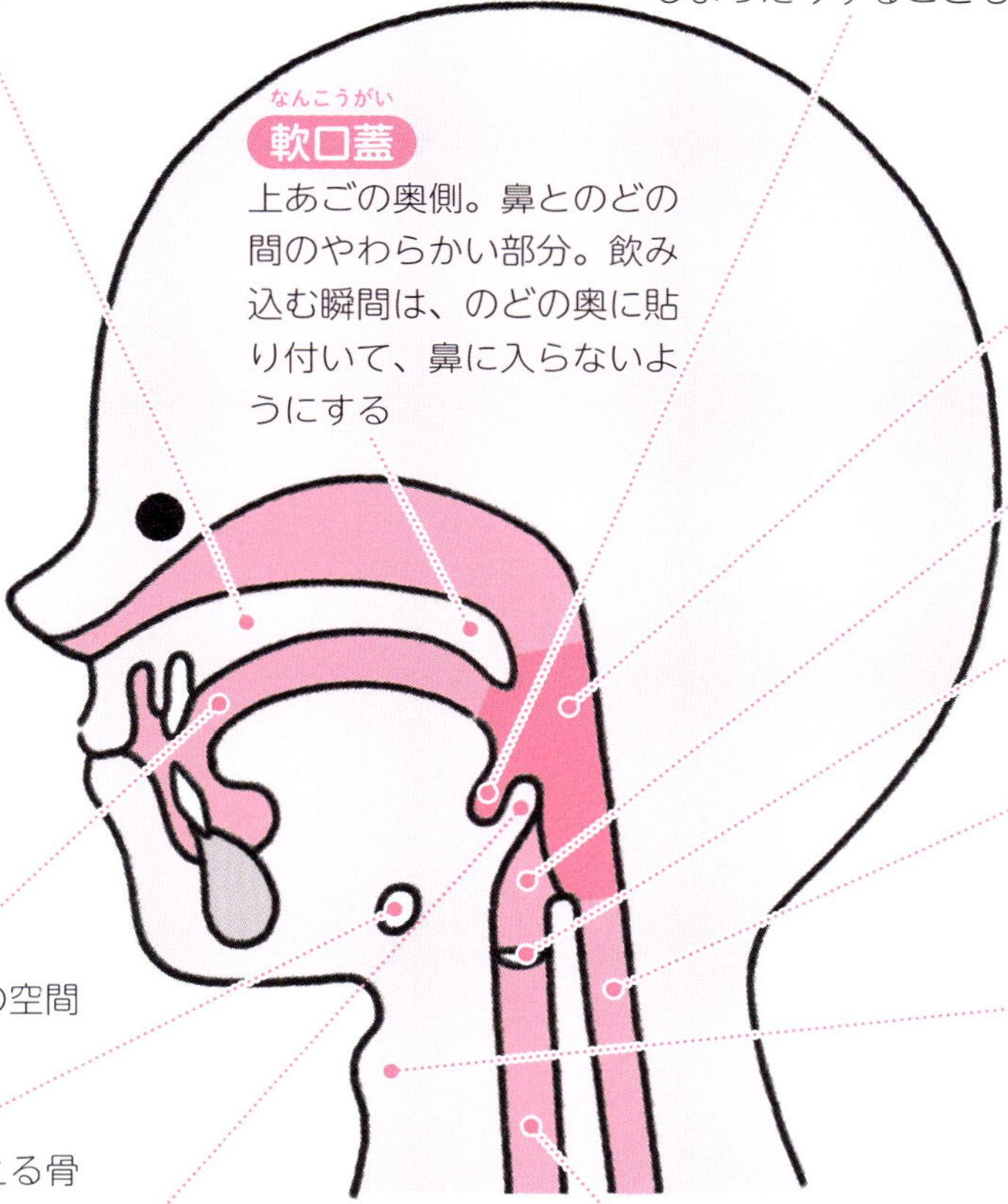

口腔《こうくう》
口の中の空間

舌骨《ぜっこつ》
舌を支える骨

喉頭蓋《こうとうがい》
舌の付け根のくぼみの奥にある、弁のようなもの。飲み込む瞬間は、落とし戸のように動き、気管の入り口をふさぐが、それ以外は上向きで、気管を閉じていない

気管
声帯より下の部分。いつも筒状に広がっている

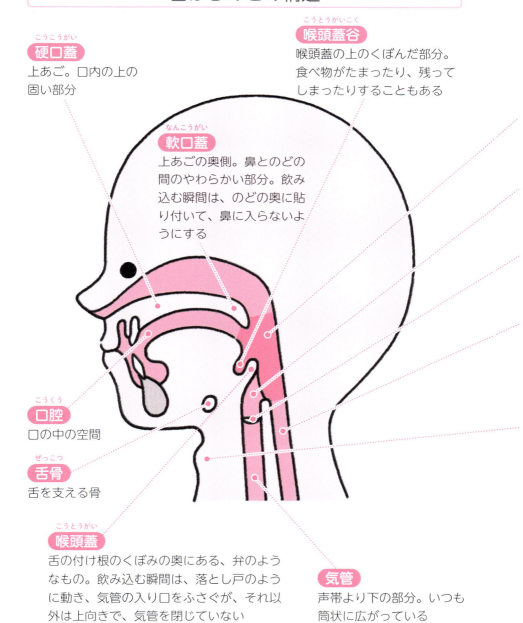

「噛んで」「飲み込む」はたらきのしくみ

5つの段階に分けられる咀嚼と嚥下

咀嚼と嚥下は、その機能から5つの段階に分けられます。実際は、無意識に複数の段階が並行して行われていますが、機能を理解するために、段階に沿って見ていきましょう。

step 1

食べ物の匂い、色、つや感などをしっかり認知して唾液を出し、食べ物を迎える準備をする

step 2

口の中で食べ物をまとめる

→ P.18参照

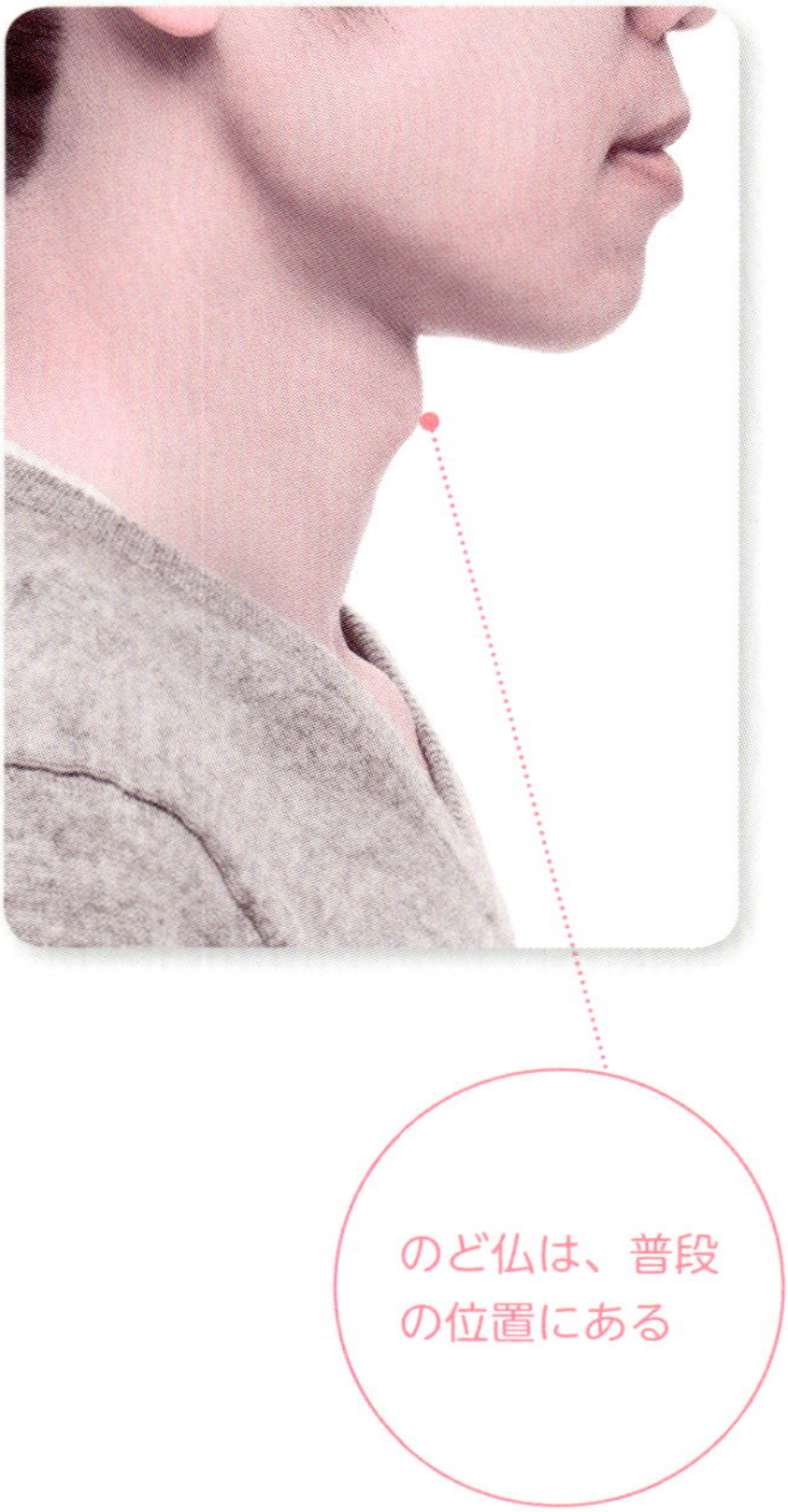

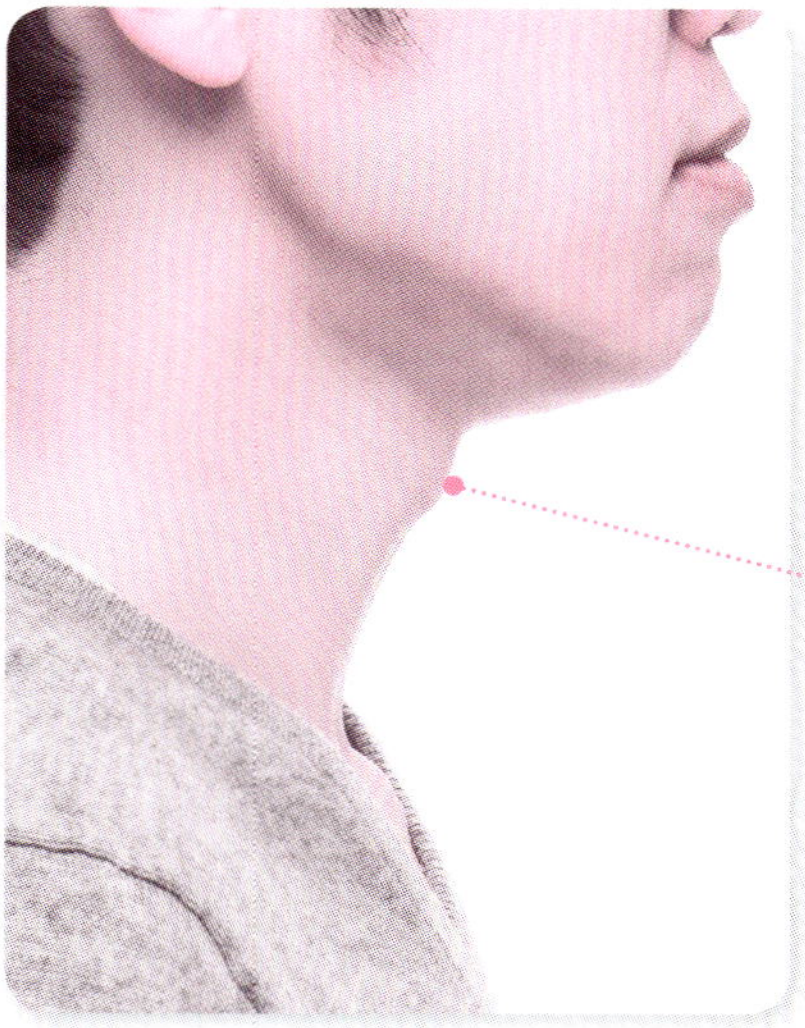

step 3

食べ物を口の奥に送り込む

→ P.19参照

のど仏が上がりはじめる

step 4

食べ物を食道に送り込む

→ P.20参照

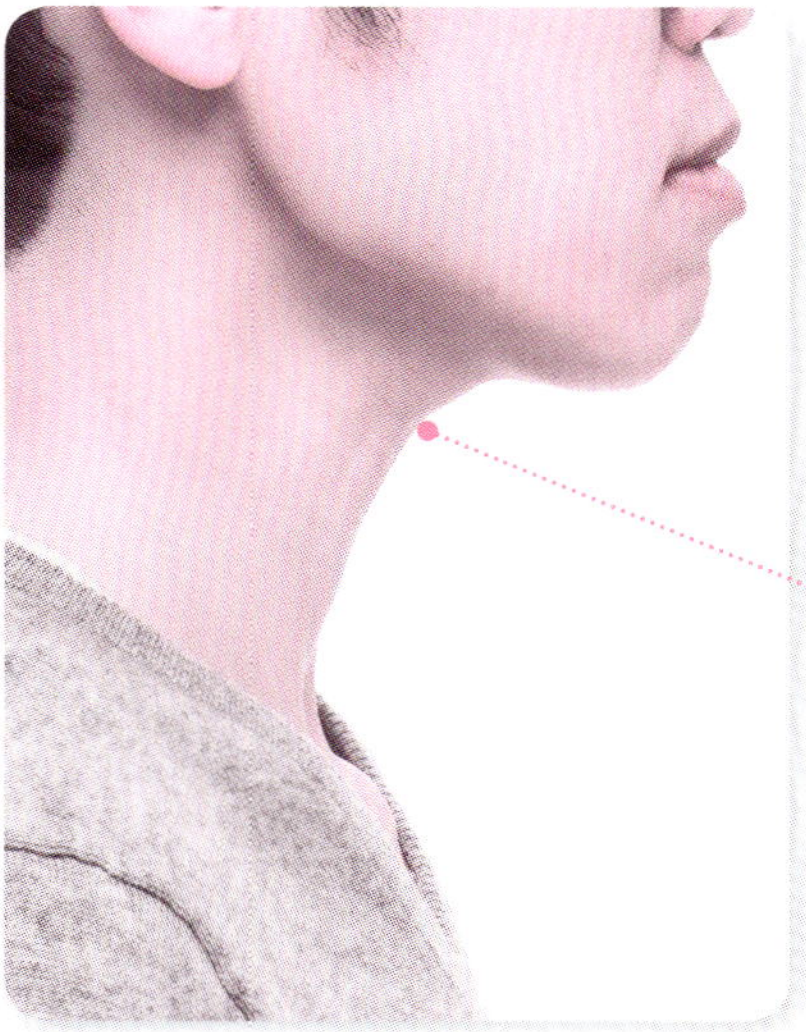

step 5

食べ物が胃に入る

→ P.21参照

のど仏がいちばん上まで上がり、その後元の位置に戻る

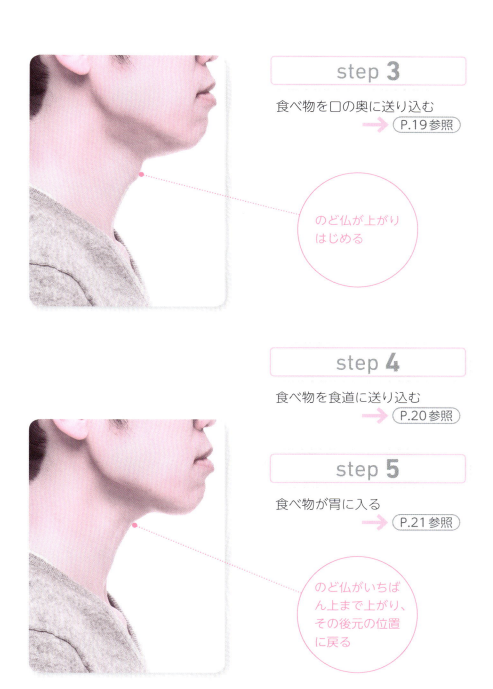

step 2

食べ物を口の中に取り込み、噛んでまとめる

1 歯や舌で食べ物を切る・潰す。大きい食べ物は、再度、舌やほおで歯の上に置く

2 舌の上で唾液と食べ物をからめてまとめる

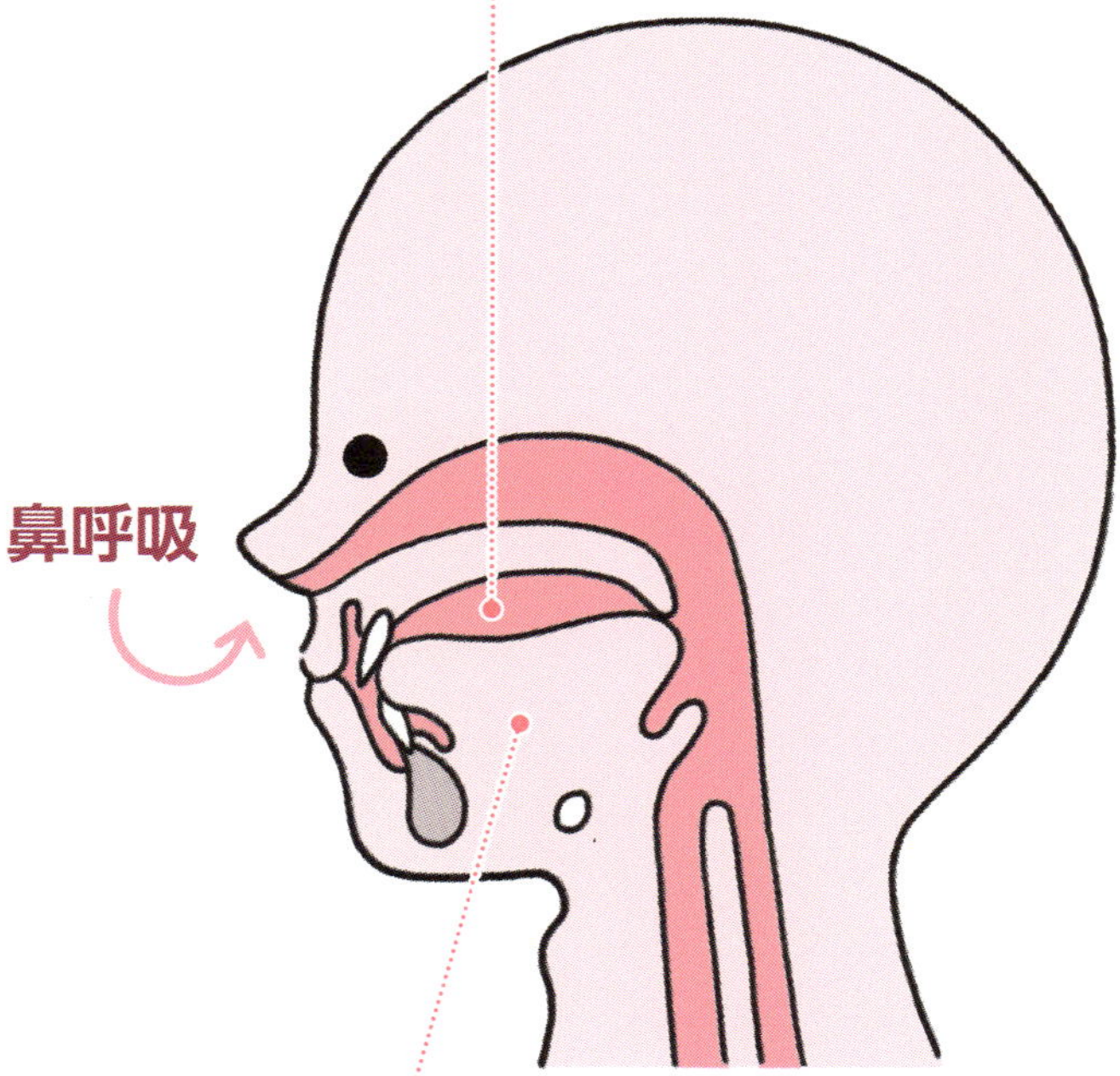

3 飲み込むのに適切な状態になったことを、舌、上あごなど全体で確認

POINT

- 咀嚼は歯だけでなく、舌、ほお、唾液も重要。
- 唾液は、食べ物をまとめるのに役立つ。

step 3

口を閉じて、食べ物のかたまりを口の奥に送り込む

1 食べ物が鼻にいかないように、軟口蓋が後ろにつき、口と鼻の間がふさがれる

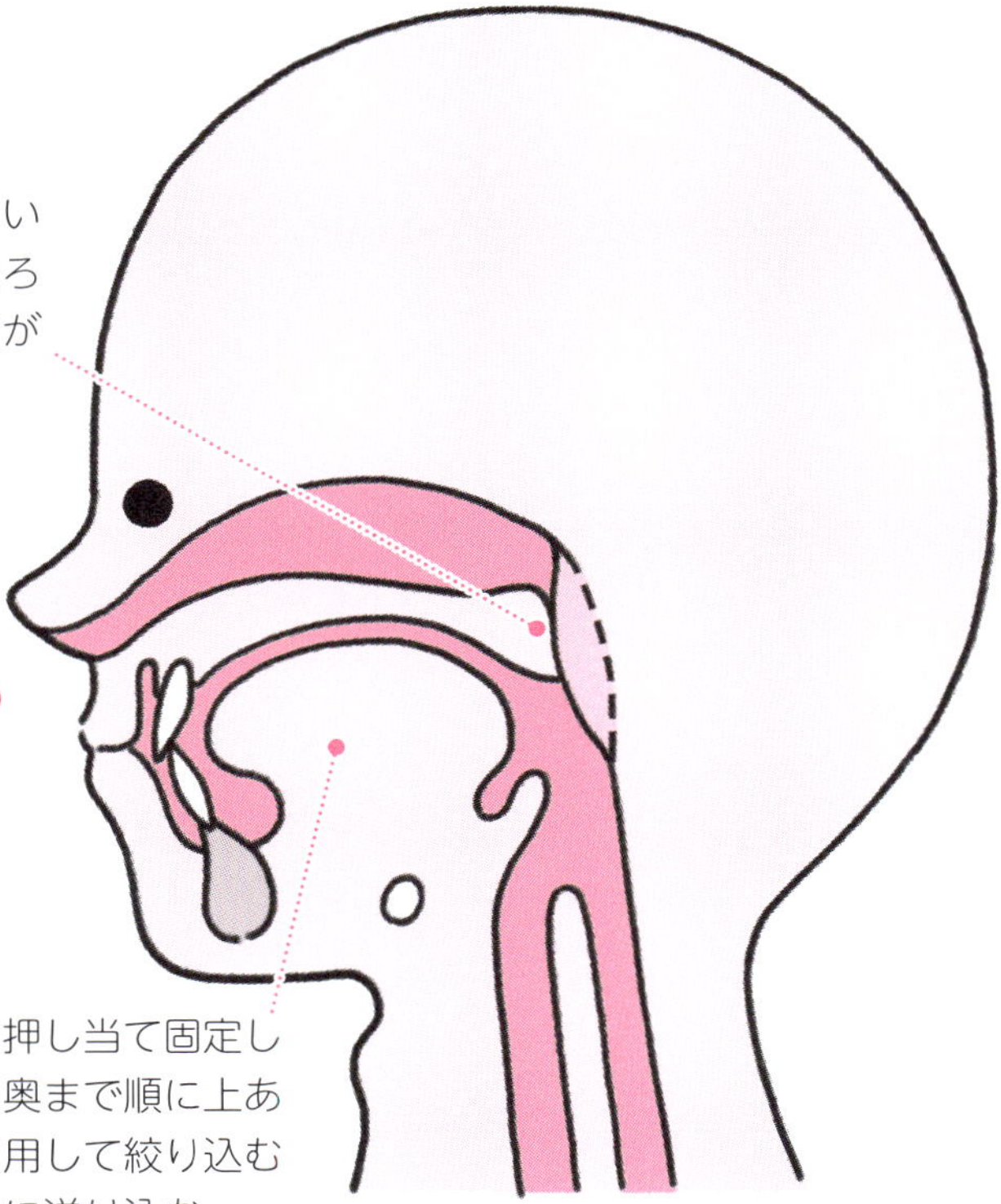

呼吸
STOP

2 舌の先を前歯後ろに押し当て固定したまま、舌の先から奥まで順に上あごに当てて、圧を利用して絞り込むように食べ物を後ろに送り込む

POINT

- 唇・歯・あごの力で食べ物を口の外に逃さない。
- ほおの力を使うと食べ物が歯の外側に逃げない。
- 舌先を前歯の後ろに当てると力が入りやすい。
- 舌の奥が上あごにしっかりつくと食べ物を送り込みやすい。
- 舌・口腔・咽頭がやせていなければ食べ物に圧をかけられる。

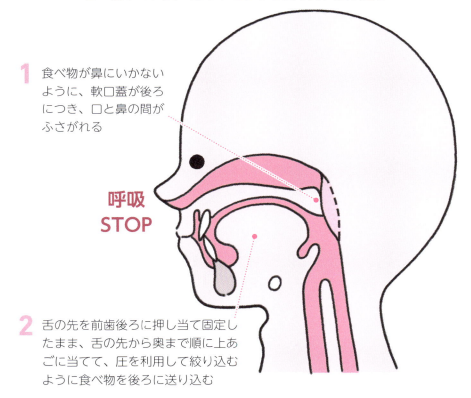

step 4

食べ物を食道に送り込み、その間気管を保護する

※これらの動作はいわゆる「嚥下反射」といわれ、0.5秒間に、ほぼ同時に行われる。関与する筋肉は28ともいわれる。

1 食べ物が口に戻らないように、舌が奥まで上あごにつく

4 のどの奥から食道の上までが、乳搾りのように上からすぼまり、食べ物が食道に落とし込まれる

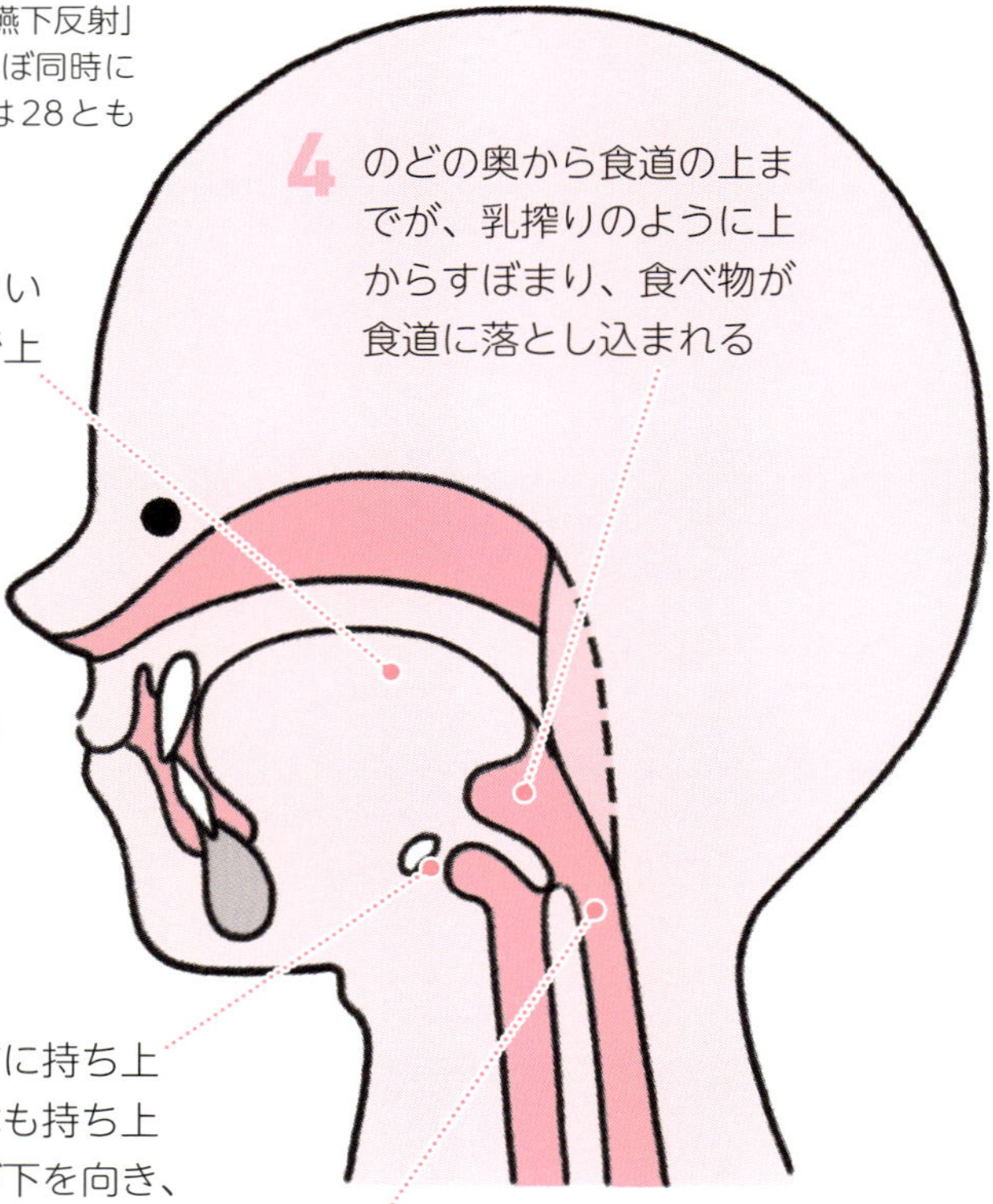

呼吸STOP

2 喉頭と舌《ぜっ》骨《こつ》が前上方に持ち上がり、喉頭蓋の根本も持ち上がる。喉頭蓋の先が下を向き、気管の入り口をふさぐ

3 食道の入り口が前に引っ張られ、筋肉がゆるみ、食道が開く

POINT

- step4がうまくいかないと、誤嚥したり何度も飲み込まなくてはいけなかったり、食べ物がのどに残ったりする。

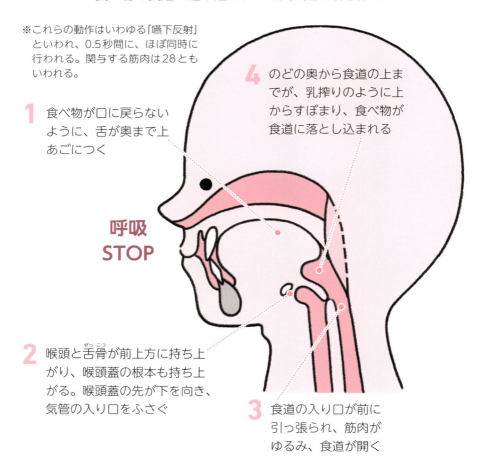

step 5

食べ物が食道を下りていく。正常なら、このまま胃に落ちていく

リカバリ段階

咳やムセで勢いよく息を出して、まちがって気管に入った食べ物や気管内の残りかすを吐き出す

POINT

- 豊かな肺活量があれば、異物を吐き出せる。
- 胸と背中の柔軟性があれば、肺活量が増える。
- 咳などの激しい呼吸を続けられる心肺機能が重要。

memo

固形物と液体の飲み込みはちがう!?

固形物は、喉頭蓋谷に送り込まれ、ためられます。step2とstep3が数回くり返され、その後まとめて食道へ送られます。

液体の場合は、step2～5までが一気に進みます。口に入れた量が多ければ、step2～3で何回かに分割して、流しきれない分を口の中にためておくこともあります。

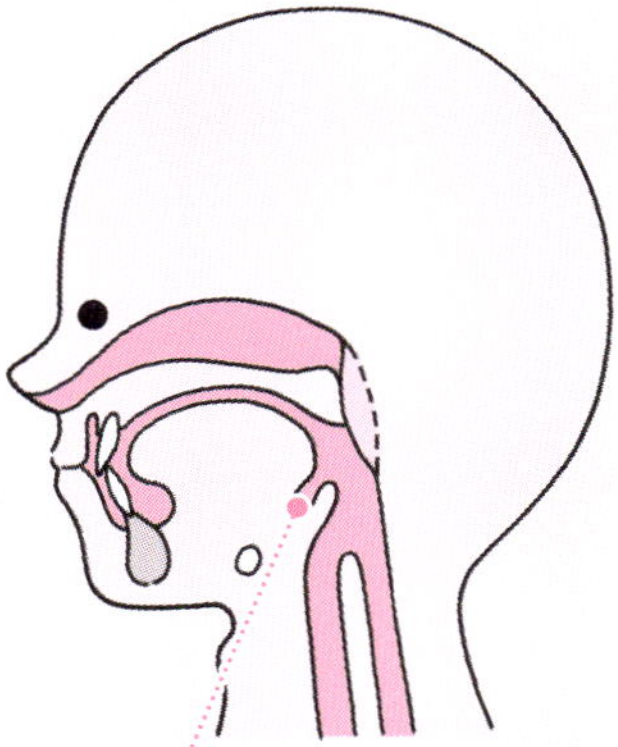

固形物は喉頭蓋谷にいったんためられる

「ムセていなければ大丈夫」はまちがい

ムセと誤嚥、肺炎の関係

誤嚥すると、気道が反応して咳（ムセ）が出ます。しかし、**気道の感覚がにぶくなっていると、ムセない**こともあります。これを「不顕性誤嚥」といいます。また、ムセたとしても力が弱いと、誤嚥したものを全部気管から出すことができず、やっぱり肺炎につながります。

食べ物を誤嚥するだけでなく、唾液を誤嚥することもあります。眠っているときにはとくにリスクが高く、この場合もムセは出ないことがあります。

食べ物が残留しやすい場所

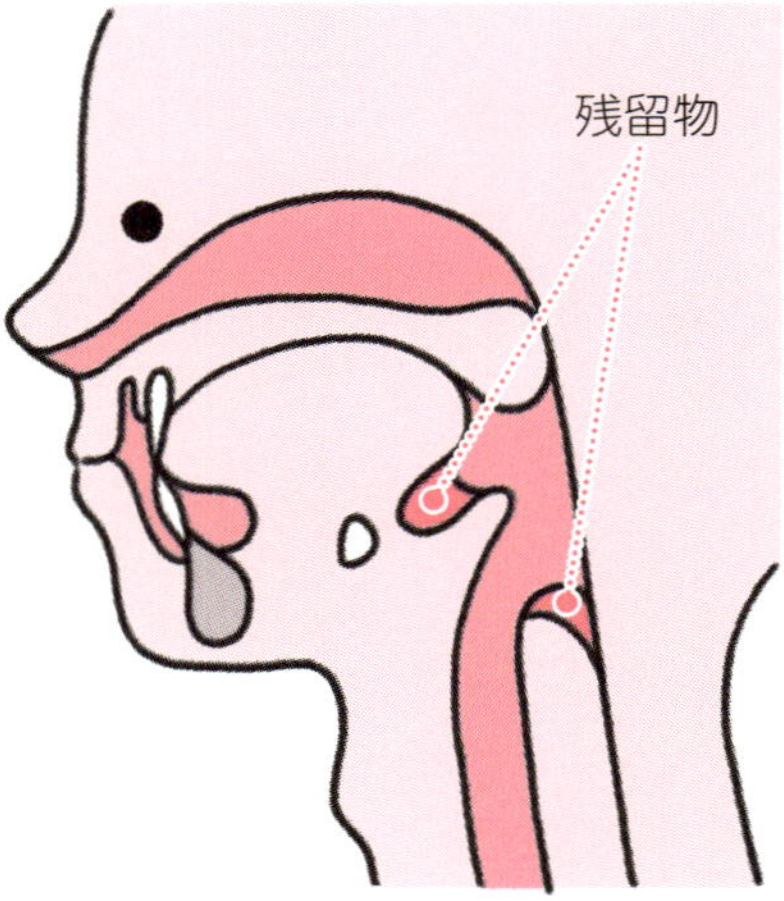

POINT

- 咽頭の残留・喉頭侵入は、誤嚥の一歩手前。
- 食べ物だけでなく、唾液も誤嚥する。
- 高齢者は、誤嚥をしてもムセないことがある。

このように、さまざまなパターンで誤嚥をして、誤嚥物に雑菌などが多いと肺炎になる可能性が高くなります。

誤嚥の要注意サイン

口に入ったものをちゃんと全部飲み込むことができずに咽頭に食べ物や唾液が残っている（残留）と、後で無意識にそれを吸い込んで結果的に誤嚥することがあります。残留しやすい場所は、喉頭蓋の上（喉頭蓋谷）と食道の入り口の左右のポケットです。

また、誤嚥しそうになって喉頭の方に食べ物や唾液が入ると、それらが声帯の上に残り、声を出すと、うがいしているようなガラガラ声になることもあります。ガラガラ声の原因はほかにもありますが、**咳払いでガラガラ声が改善するとしたら、それは喉頭に唾液などが入る「喉頭侵入」の可能性があり、誤嚥の要注意**サインです。

喉頭侵入

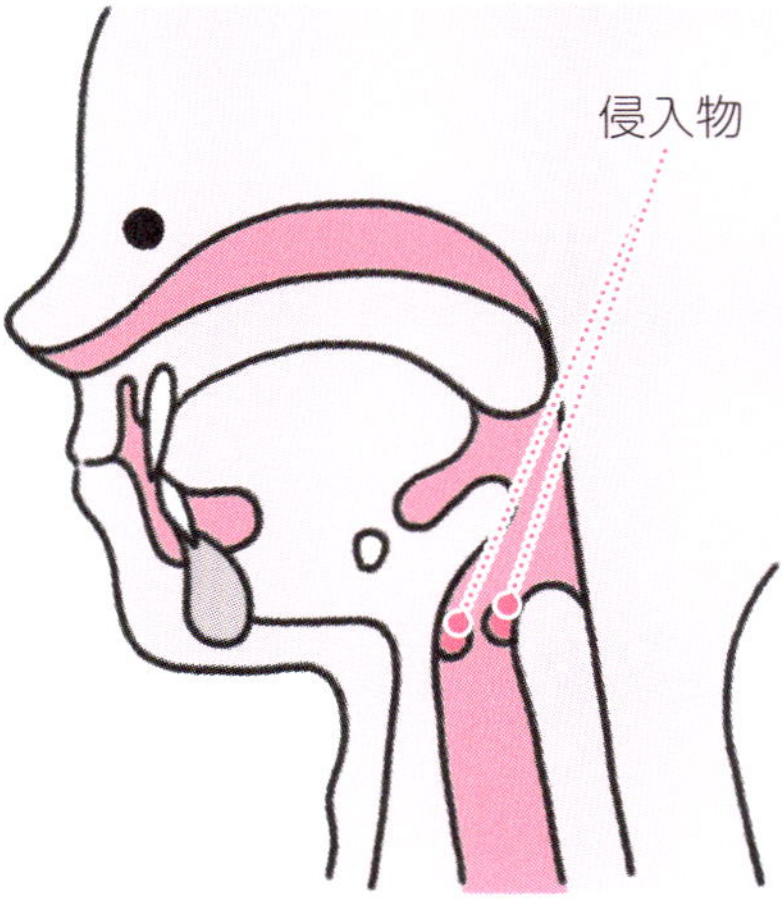

memo

若い人でも誤嚥する?!

若くて健康な人でも夜間睡眠中には唾液の誤嚥があると報告されています。誤嚥は身近なことなのです。

健康寿命を縮める嚥下障害

とくに注意すべき4つの悪影響

嚥下障害により、食べ物や水分をとることが困難になると、左のような全身への悪影響が表れやすくなります。

①誤嚥性肺炎：**誤嚥により食べ物のかすや唾液などが肺に入り込み、それらに含まれた菌やウイルスが繁殖して炎症を引き起こします。**肺炎のなかでも、これをとくに誤嚥性肺炎といいます。肺炎の典型的な症状は発熱、咳、痰ですが、なんとなく元気がない、食欲がない、のどがゴロゴロと鳴るなどの症状しか出ないことも少なくありません（詳細はP.26～29参照）。

②窒息：食べ物が食道にうまく入らず、気管・喉頭・咽頭などで空気の通り道を完全にふさいでしまうと、呼吸ができないため窒息し、最悪の場合は死に至ります。

③低栄養：食べづらさが生じると、食べるのに時間がかかり、食べる量が減り

POINT

- 嚥下障害は全身状態の悪化を招きやすい。
- 肺炎の典型的な症状のない誤嚥性肺炎もある。
- 食べづらさが低栄養や脱水につながる。

がちです。また、食べ物を食べやすく**やわらかく調理しようとすると水分が多めになり、同量を摂取してもカロリーが少なくなる**傾向があります。

そのため、元気に活動するために必要なエネルギーが摂取できなくなり、低栄養状態に陥ります。一度低栄養状態に陥ると、免疫力や体力も低下し、元気な状態に戻すまでに数週間〜数カ月の時間が必要になります。

④**脱水**：誤嚥により、水や飲料の飲みづらさが生じると、あまり水分をとろうとしなくなります。また、食べづらさにより食べる量が減ると、食べ物に含まれる水分の摂取量も減ります。このため、全身が脱水状態になりやすくなります。ご存じのように、脱水状態になると、さまざまな不利益が生じます。

誤嚥性肺炎を引き起こす流れ

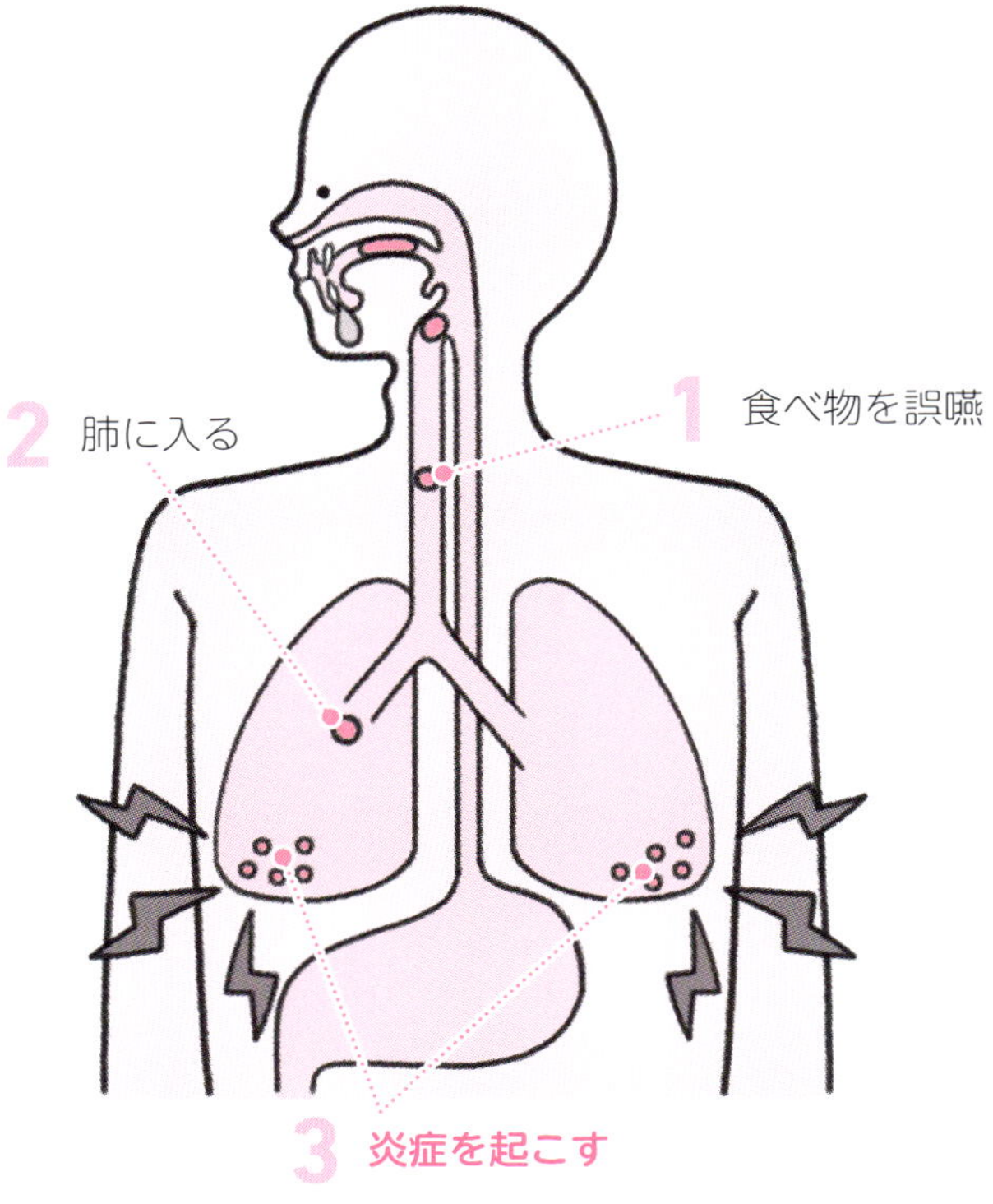

なってからでは遅い！恐ろしい誤嚥性肺炎は予防がベスト

人ごとではない誤嚥性肺炎の恐さ

日本人の死因の第3位が肺炎です（厚労省2015年人口動態統計より推計）。肺炎で亡くなった人の90％以上が65歳以上。そのうち約70％は誤嚥が原因という調査もあり、ここから計算すると、**2015年は7万人以上の高齢者が誤嚥性肺炎で亡くなったことに**。また、死亡しなかった場合でも、誤嚥性肺炎がきっかけで体力が落ちたり、要介護状態になったりする場合があります。

誤嚥性肺炎にかかった場合、抗菌薬（抗生物質）を投与して肺の中のばい菌をやっつけ、誤嚥しない方法で栄養を投与して体力をつけます。しかし、**短期間で劇的に治る治療法はなく、回復には、本人の免疫力など体を守る「防衛体力」が不可欠**。防衛体力が衰えて、誤嚥性肺炎で亡くなる人が多いことを統計が示しています。

POINT

- 誤嚥性肺炎で毎年何万人も亡くなっている。
- 誤嚥性肺炎はわかりづらく対策が遅れがち。
- 体力低下＆誤嚥性肺炎で負のスパイラルに。

「防衛体力」をつけよう

前述のとおり、高齢者の誤嚥はムセないことも多く、誤嚥性肺炎の症状も一見風邪のようでわかりづらいので対策が遅れがちです。気づかぬうちに誤嚥しても大丈夫なように、栄養をとって防衛体力（P.101）をつけることが重要です。

体力低下↔誤嚥性肺炎の負のスパイラル

一度誤嚥性肺炎になると回復しづらく、さらに全身状態や嚥下力が落ちるという負のスパイラルにはまります。抜け出すには、**しっかり栄養をとって、全身状態をよくすることが不可欠**です。

このように、誤嚥性肺炎はかかってしまうととても厄介。**予防が最善の対策なのです。**

誤嚥性肺炎の負のスパイラル

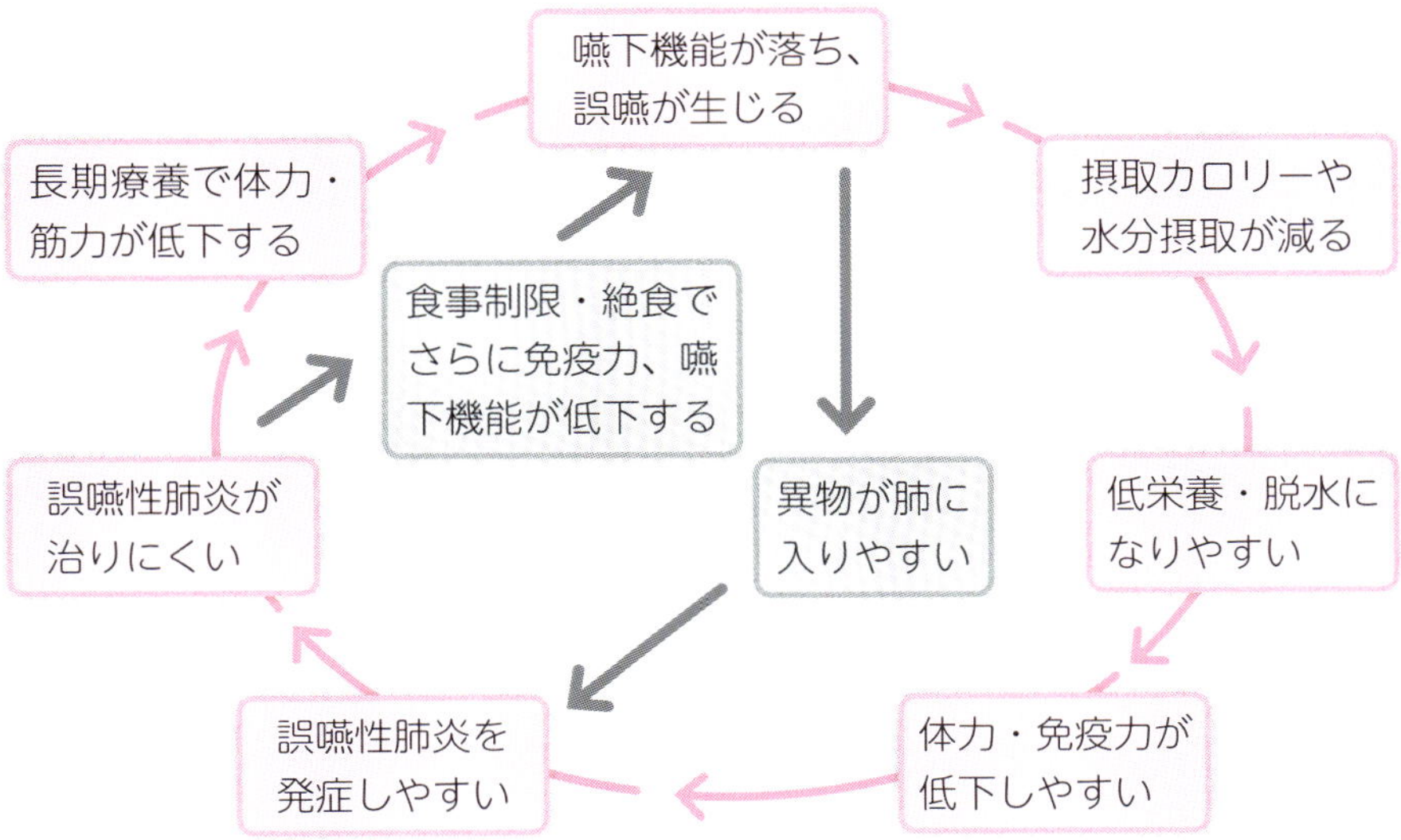

あなたにはこれ！原因別のどトレ

誤嚥性肺炎は誤嚥だけでなるわけではない！

誤嚥したら、必ず誤嚥性肺炎になる、というわけではありません。左の図のようにいくつかの要因があり、各条件がそれぞれ悪い状態で誤嚥すると肺炎まで進行します。

では、それぞれの条件をよくするためには、どのような対策をすればよいのでしょうか。

まずは、**誤嚥自体を防ぐために、口やのどの機能を高めておくことが、もっとも直接的な予防策**です。また、誤嚥してしまった場合でも、ムセで出せる力があれば大丈夫。本書では、これらの機能を高めるトレーニング法を第2章でご紹介し、誤嚥を防ぐ食べ方を第3章で、誤嚥を防ぐ生活習慣を第4章でご紹介します。

さらに、万が一肺に入ってもばい菌が少なければ、肺炎にまで至りにくくな

POINT

- 誤嚥≠誤嚥性肺炎。
- 直接の予防策＝口やのどのトレーニング。
- 最強予防策＝免疫力など「防衛体力」のUP！

ります。そのためには、普段から口腔内を清潔に保つことが重要です。また、唾液は嚥下をスムーズにする潤滑油の役割だけでなく、口の中を清潔に保つ役割もあります。そのため、第2章では、口腔ケアと唾液の分泌を促すマッサージもあわせてご紹介します。

最後に、何より根本的な予防策は、**全身の健康状態や免疫力を高く維持し、体を守ることができる「防衛体力」を鍛えておくことです**。これは誤嚥性肺炎だけに限らず、どんな病気にも対抗できる、健康寿命をのばす根本的かつ最強の切り札といえます。そのための生活習慣のコツを第4章でご紹介したいと思います。

あなたにはこののどトレ！

誤嚥が肺炎まで進む要因		リスクを減らす対策・トレーニング
1 よくムセる	→	2章のどトレ（モグモグ力・ベロ力・ゴックン力） 3章 4章
2 ムセで出す力が弱い	→	2章のどトレ（ゴホン力）
3 口の中が汚れている	→	2章歯みがきついでトレーニング 2章のどトレ（ウルルン力）
4 防衛体力が低下している	→	4章

1と、2～4の要因が重なることでリスクが高くなる。
そのため、各要因が悪化することを防げば、リスクは下げられる！

column

年をとると咀嚼・嚥下はどう変化する?!

年をとると、下の表のような変化が起こります。これらの変化が咀嚼・嚥下へとおよぼす影響を見てみましょう。

起こりうる変化

構造の変化	1	歯の本数が減る
	2	舌・ほお・のどの筋力が衰える
	3	舌・ほお・のどがやせて、空間ができやすくなる
	4	喉頭が下がってくる
機能の変化	5	唾液の分泌量が減る
	6	飲食物が咽頭を通過する時間が長くなる
	7	気管入り口(喉頭)の閉鎖が遅れる
	8	食道入り口が大きく開きづらくなる
	9	嚥下と呼吸の交替がうまくできなくなる
	10	咳反射が起こりにくくなる

たとえば……

- **2・3・5が変化すると**
  - → 飲み込むのに適した状態にすりつぶせない
  - → 飲み込む段階のstep2～3(P.18～19)ができなくなる
- **2・3が変化すると**
  - → 食べ物にしっかり圧がかけられず、奥に送れない
  - → 飲み込む段階のstep3(P.19)ができなくなる
- **4・7が変化すると**
  - → 喉頭を上げるまでに距離があり、力と時間が必要
  - → 気管入り口がしっかり閉まらなくなる
  - → 飲み込む段階のstep4(P.20)ができなくなる

第2章

実践編

飲み込む底力がつく！
1分のどトレ

では、ここから実際にトレーニングして、あなたの噛んで飲み込む力を鍛えましょう。

やみくもにトレーニングをしても効果は上がりません。咀嚼や嚥下に使われ、かつ衰えやすい部位やはたらきを捉えて効果的に鍛えましょう。現在のあなたの状態をチェックして、どのトレーニングを優先すればよいかの指針としてください。

そして何よりも継続が大事！　この章でご紹介するトレーニングは、すべて1分程度でできます。時間は目安ですから、テレビを見ながらや、食事の前後に、など続けやすいように生活に取り入れてみてください。

あなたの「のど力」をチェック！

のどトレのやり方

全身状態もよく、咀嚼・嚥下の基礎的な力がある方は、衰える前に**5つののど力**（P.34～35）**をまんべんなく鍛えるのがベスト**です。この本で紹介しているトレーニングのうち自分に合ったものを選び、毎日各1分間ずつ継続しましょう。すべてやっても5分間程度で終わるはずです。また、とくにゴックン力、ゴホン力の衰えは自覚しにくいため、気になる症状がない方もぜひスタートしてみてください。

「のどトレ重点ポイント」をみつけよう！

一方、日常生活で左のチェックリストにあるような状態がみられたら、危険のサインです。チェックが入った項目の右にある**それぞれのアイコンを数え、多いものを重点的に鍛えましょう**。改善しない場合は医師に相談することをおすすめします。

POINT

- すべての能力を底上げしておこう！
- 「ゴックン力」「ゴホン力」トレは万人向き。
- チェックの多い「力」を重点トレーニング！

「のどトレ重点ポイント」チェックリスト

該当する項目にチェックを入れ、数の多いものがあなたに必要な「のど力」です。

□ 口から食べ物が出てしまうことがある → モグモグ力
□ 口で呼吸するようになった → モグモグ力 ゴホン力
□ 入れ歯は合っているが、うまく飲み込めない → モグモグ力 ベロ力
□ ものが噛みにくくなった → モグモグ力 ベロ力
□ しばらく噛んでも食べ物の大きい塊が残ってしまう → モグモグ力
□ 一口分を一度に飲み込めないことがある → ベロ力 ゴックン力
□ 食後も口の中に食べ物が残る → ベロ力
□ 話しはじめるときにガラガラ声が出る → ベロ力 ゴホン力
□ 食後、すぐに話しかけられると咳き込む → ベロ力 ゴックン力
□ 食後咳をすると食べ物が出てくることがある → ベロ力 ゴックン力
□ 話す言葉が聞き取りにくいといわれる（ようになった）
→ モグモグ力 ベロ力
□ 飲み込んだ後ののどの状態を10秒間キープできない → ゴックン力
□ 夜、まくらにヨダレを垂らすことが多くなった → モグモグ力
□ 夜、いびきをかくようになった → ベロ力 ゴックン力
□ パサパサしたものが食べづらくなった → ウルルン力
□ 味がよくわからなくなった → ウルルン力
□ 口が乾燥するようになった → モグモグ力 ウルルン力
□ 「あー」と声を出し続けることが、男性20秒以上、女性15秒以上できない
→ ゴホン力
□ 咳をしようとしても、すぐにできない／3回続けてできない → ゴホン力

モグモグ力	個
ベロ力	個
ウルルン力	個
ゴックン力	個
ゴホン力	個

CHECK

「噛む」「飲み込む」に必要な5つの力をバランスよく鍛える

5つの力を鍛えよう

誤嚥を防ぐには、**咀嚼・嚥下・咳をするときに使われ、しかも加齢で衰えやすい力を優先的に鍛えます。**

バランスよく鍛えられるよう、本書では、①食べ物を歯の上にのせたり噛んだりする「モグモグ力」、②食べ物を口の奥に送り込む「ベロ力」、③唾液を十分に出す「ウルルン力」、④食べ物を食道に送り込む「ゴックン力」、⑤万が一誤嚥したときにしっかりとムセで外に出す「ゴホン力」の5つに分類して、それぞれのトレーニング方法をご紹介します。

POINT

- 咀嚼・嚥下のはたらきを理解して鍛える。
- どの筋肉を鍛えるかを意識すると効果的。

モグモグ力 → P.36〜43参照

よく噛めるように、唇を閉じる力と、まだ細かくなっていない食べ物を歯の上に置き直す舌とほおの力を鍛えます。

- 噛んでいるときに飲食物を口内にためておく。 → 唇が閉じていられる力をUP！
- まだ細かくなっていない食べ物を、ほおや舌で奥歯の上に置き直す。 → ほお・舌の力をUP！

ベロ力

→ P.44〜47参照

舌の先を前歯の後ろに固定し、舌を奥まで上あごにぴったり押しつけて、食べ物をしっかり送り込む舌の先と奥の筋力を鍛えます。

- 食べ物を奥に運ぶため舌全体に力が入る。 ☞ 舌の先を前歯の後ろに固定できるように、舌の先の筋力をUP！
- 食べ物をしっかりのどの奥まで送り込む。 ☞ 舌が奥まで上あごにぴったりつくように、舌の奥の筋力をUP！

ウルルン力

→ P.48〜49参照

以下のはたらきをする「唾液」を十分に出す力を引き出します。

- 食べ物をやわらかくして飲み込みやすくする。
- 口の中を清潔に保つ。

☞ 唾液の分泌量をUP！

ゴックン力

→ P.50〜57参照

喉頭蓋が完全に気管の入り口をふさぐように、加齢で下がり気味な喉頭をしっかり持ち上げる舌骨上筋群・舌骨下筋群を鍛えます。

- 喉頭をしっかりと持ち上げて、喉頭蓋で気管に蓋をする。 ☞ 喉頭を持ち上げる舌骨上筋群・舌骨下筋群の筋力をUP！

ゴホン力

→ P.58〜65参照

気管内の異物を呼気で戻せるように、息を押し出すための筋力をつけ、肺活量を増やすための胸の柔軟性を上げます。

- 気管に入った異物を吐き出す
  - ☞ 息を押し出す力をUP！
  - ☞ 息をたくさん吸って吐けるようにするため、胸の柔軟性をUP！

モグモグ力トレーニング TRAINING 初級編①

ベロ出し体操

POINT

- 舌の柔軟性が上がり、筋力もついて咀嚼しやすくなります。
- 舌の筋肉を鍛えるため、食べ物を送り込む力も上がります。

1 舌を上下に出す

上下交互に10回ずつ、舌をなるべく長く出します。

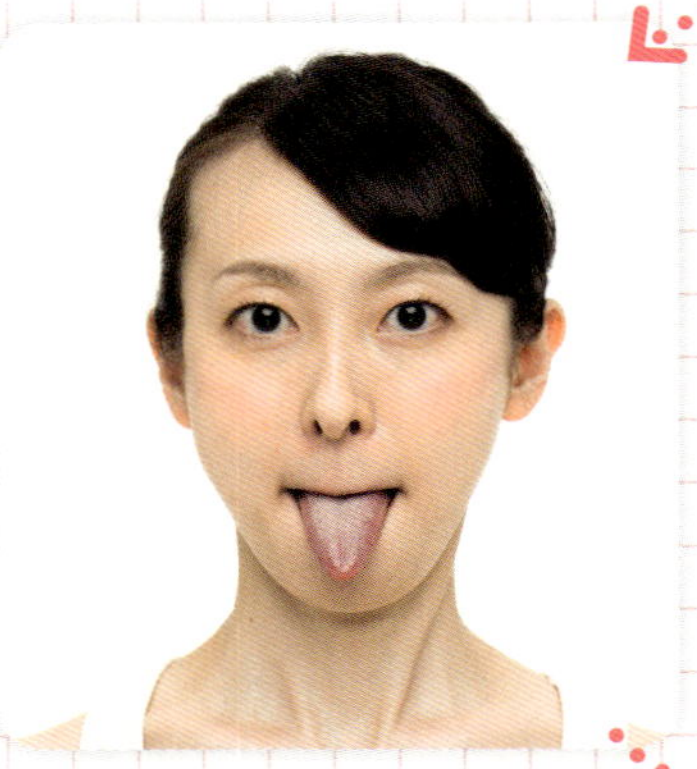

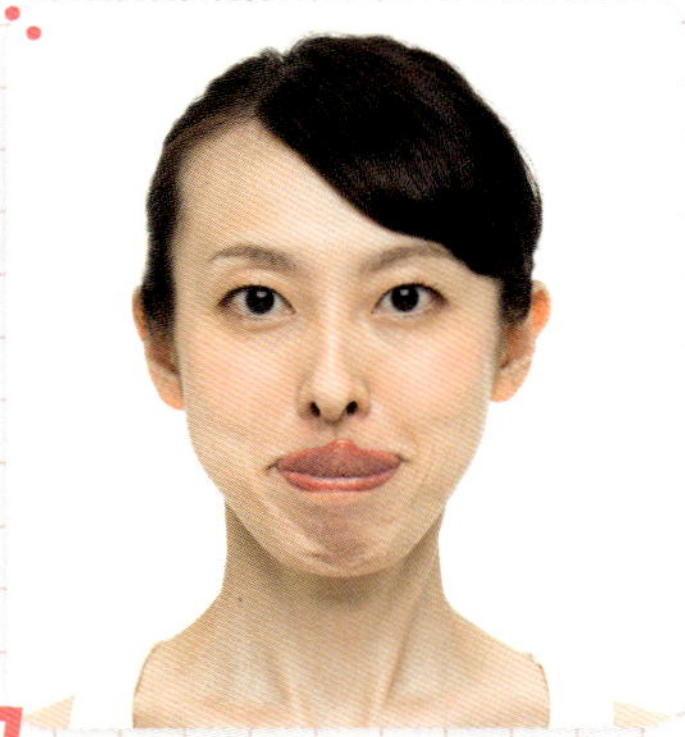

2 舌を左右に出す

左右交互に10回ずつ、舌をなるべく長く出します。

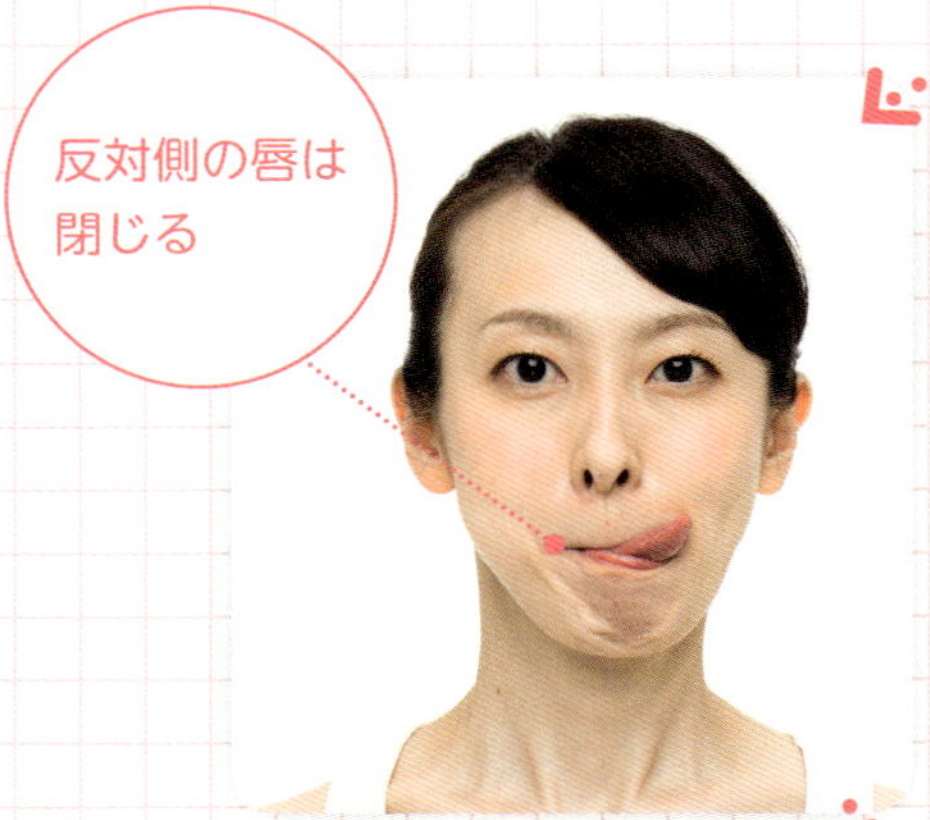

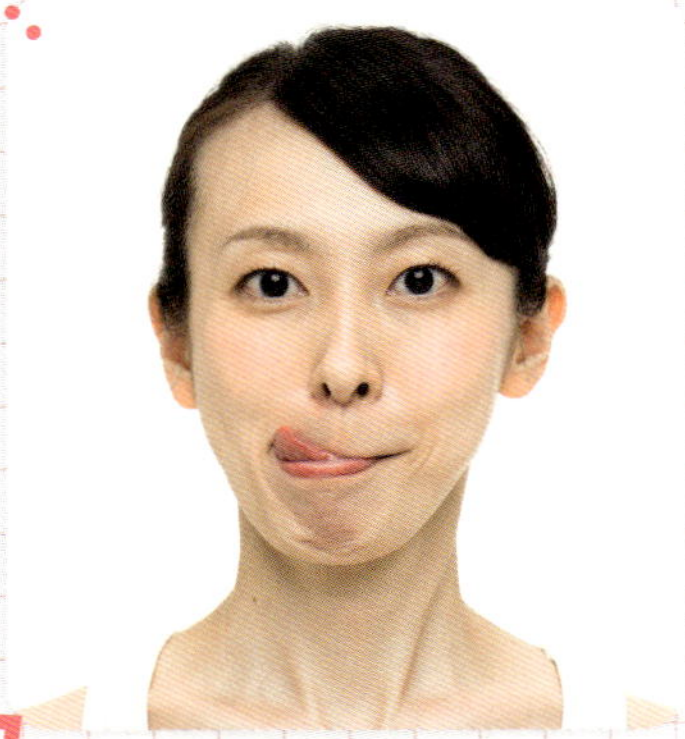

3 舌を唇から出して、5回回す

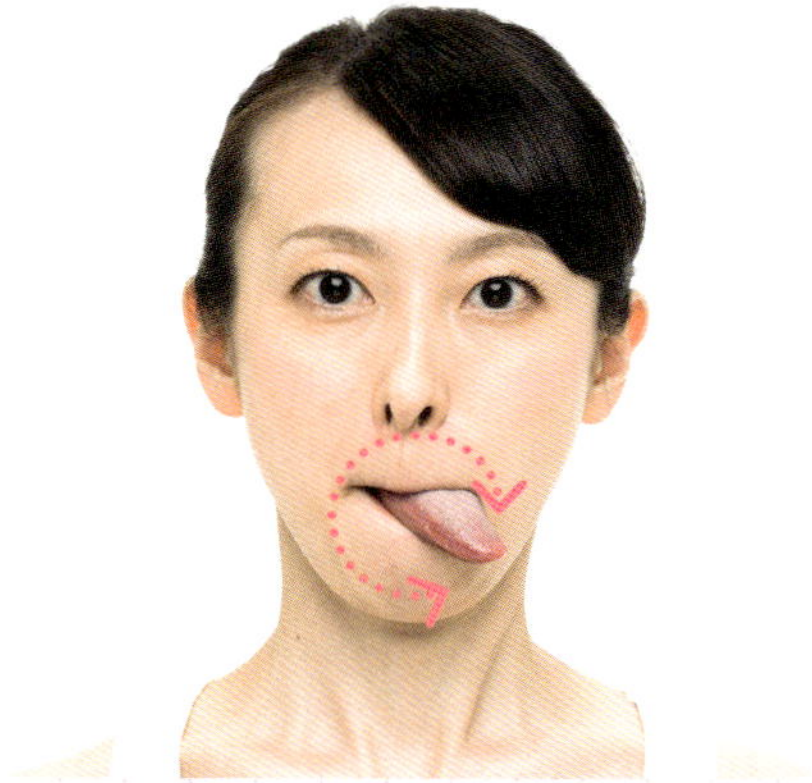

なるべく舌を大きく外に出しながら、時計回りに舌で唇をぐるりと5周させます。終わったら、逆回りで5周します。

これはNG

舌先が唇の外に出ていない

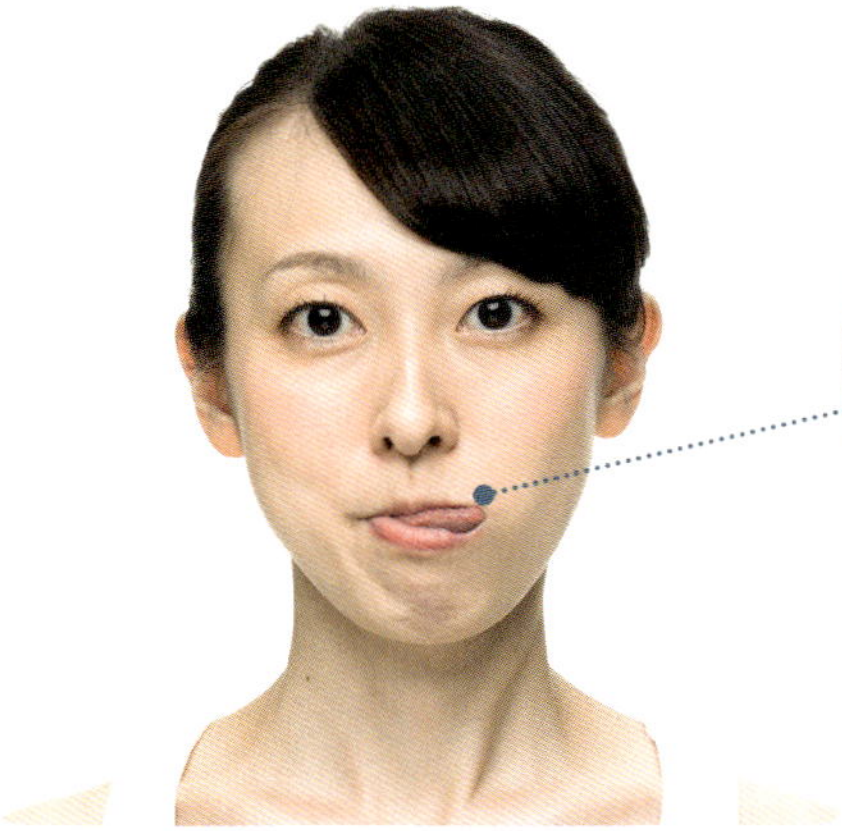

舌が唇を越えていないとトレーニング効果が薄れる

舌を思いっきり出しているつもりでも、実際にはあまり出ていないことがあります。舌の先が唇を越えるくらい、しっかりと舌を出さないと効果が期待できません。鏡を見ながら練習をし、思いっきり舌を出せるようになりましょう。

モグモグ力トレーニング
TRAINING
初級編②

アメコロトレーニング

POINT

- 舌・歯・ほおを連動させて、上手にアメを転がし、口の中の器用さを向上させます。
- 甘いアメが苦手な人は、枝豆や氷など、口の中で動かしやすい大きさのほかのものでもOK。

1 アメを口の中に入れる

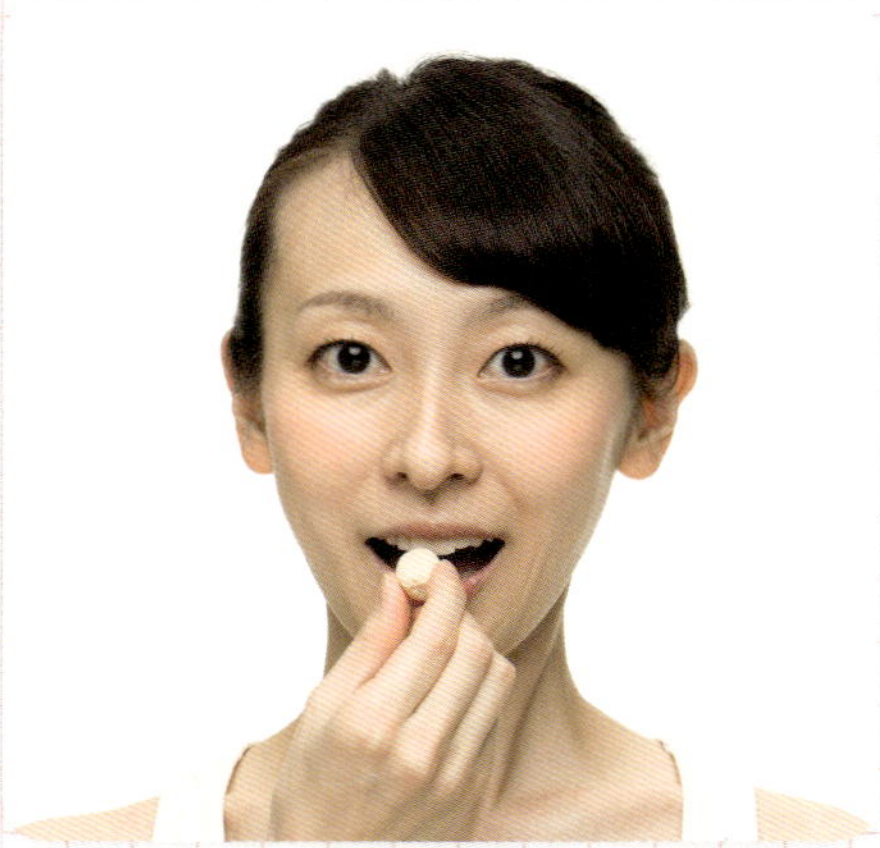

2 アメを右のほおに移動させる

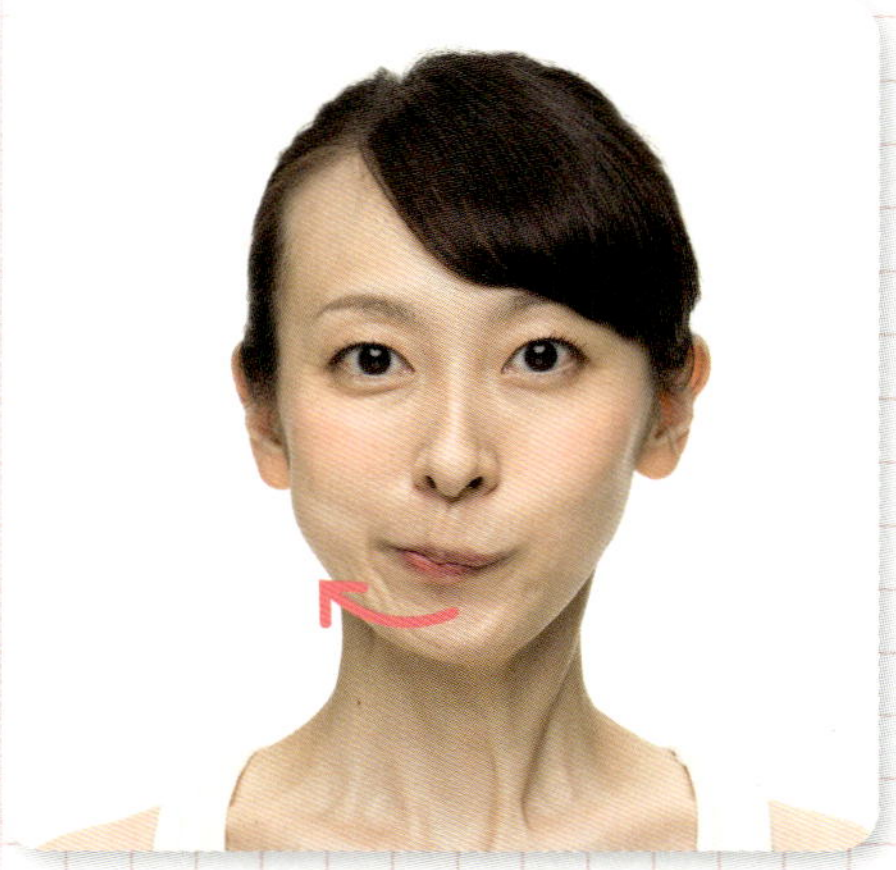

唇は閉じたまま、舌や歯や上あごを使って、右に移動させます。

3 アメをまん中に戻し、さらに左のほおに移動させる

2と同じように、口全体を使ってまん中から左に移動させます。2〜3をくり返して5往復させます。

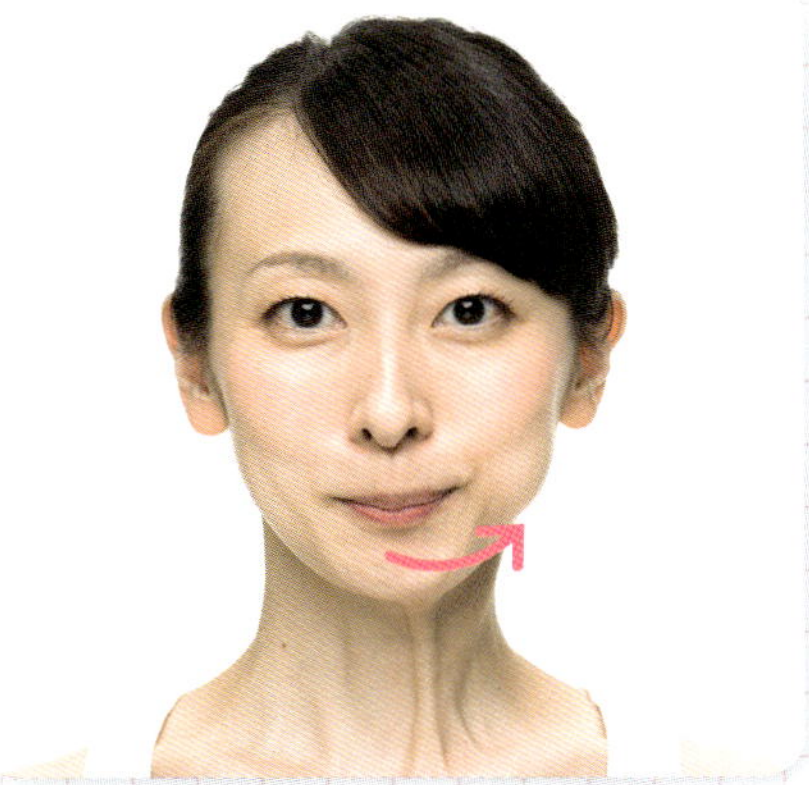

column

入れ歯初心者向けのトレーニングとは？

入れ歯を入れたてのときは、だれでも多少なりとも違和感があるもの。飲食物の食感を感じにくくなり、食品が飲み込める大きさになったかどうかの感知も鈍くなります。

このため、入れ歯を入れても「食べ物がおいしくない」、入れ歯が合っていても「合わない」と感じ、使うのをやめてしまう人も少なくありません。入れ歯でおいしく食べられるようになるには練習が必要。入れ歯ごしに食べ物を動かす以下のようなトレーニングをやってみましょう。入れ歯でも食べる楽しみは戻ってきます！

入れ歯初心者にオススメのトレーニング

1	アメコロトレーニング (p.38〜39)
2	うがいde歯みがき (P.70)
3	やわらかくてまとまっているもの(キャラメルや一口大の肉など) を、左右に動かしながら食べる

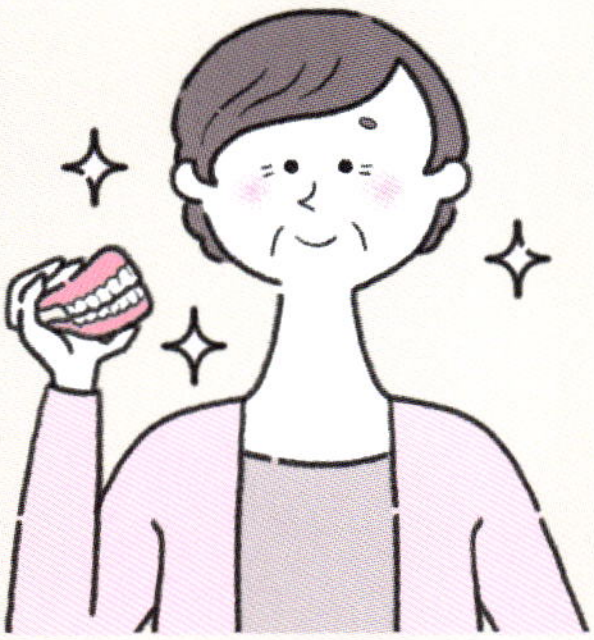

モグモグ力トレーニング
TRAINING
中級編1

前歯そうじトレーニング

POINT

- 内側から圧迫されても唇を閉じておく力を鍛え、咀嚼中食べ物を口の中に保持できるようにします。
- 舌全体の筋力（とくに側面）を鍛えます。まだ噛み砕けていない食べ物を歯の上に置き直す力がつきます。

1 唇と歯の間に舌を差し込む

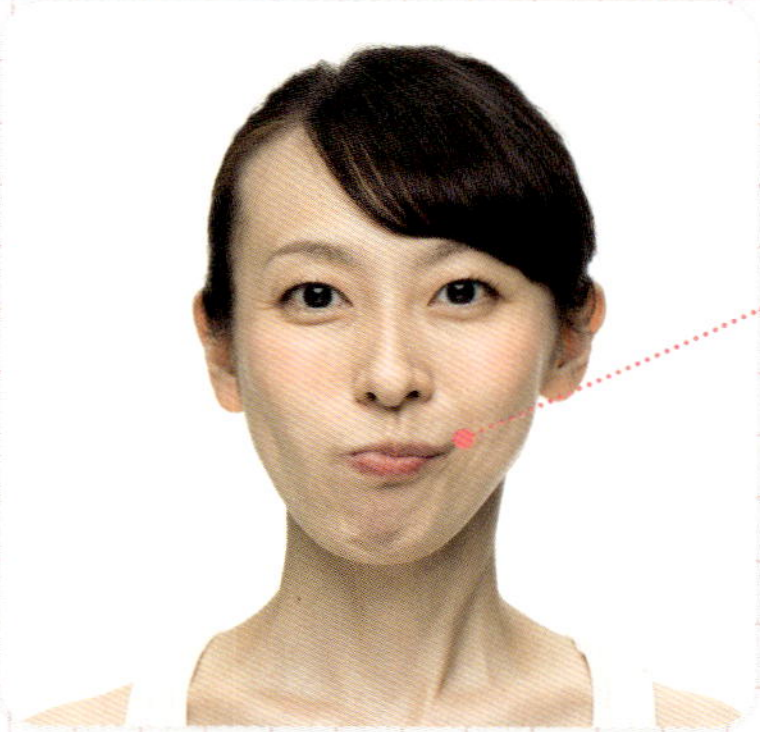

唇は
閉じておく

舌を唇と前歯の間に差し入れます。上側でも下側でもかまいません。

2 そのまま舌を時計回りに5回回す

舌は唇と上下の
歯の間を移動

舌を唇と歯の間に入れたまま、時計回りにぐるりと5周させます。前歯の前面を舌でそうじするような動きです。

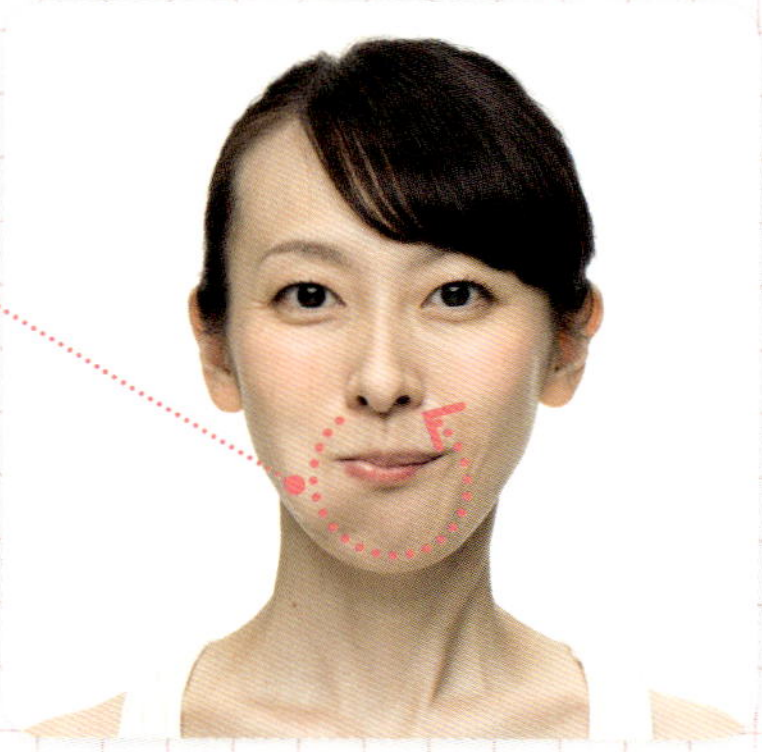

3 逆回りも5回

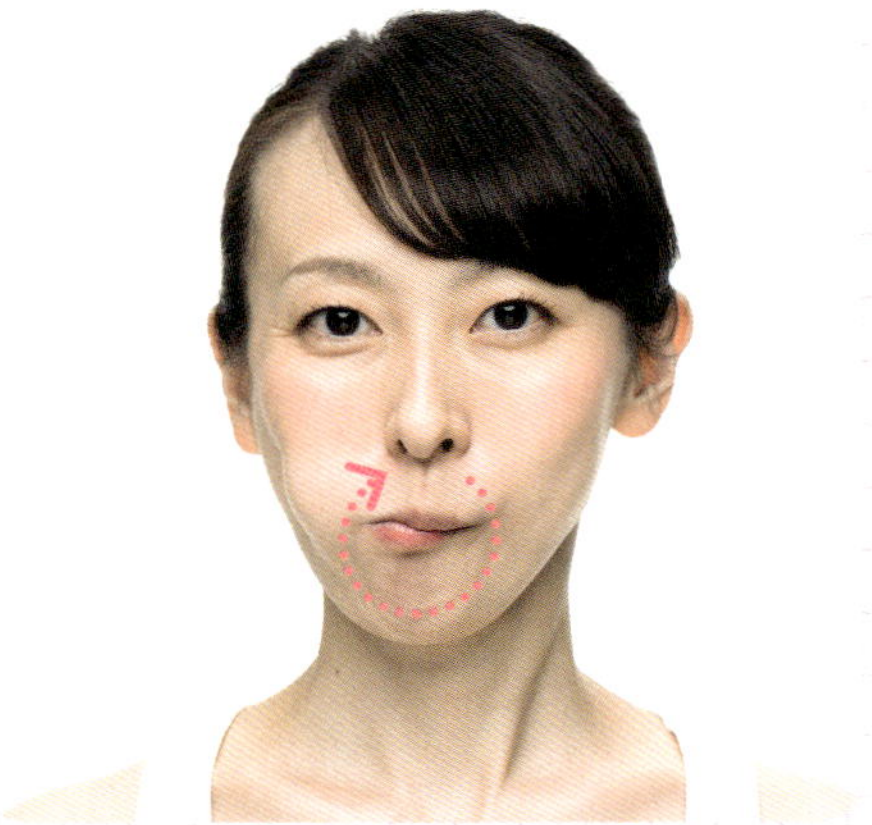

1～2と同じ要領で、
舌を逆に5周させます。

これは
NG

唇が開いてしまう

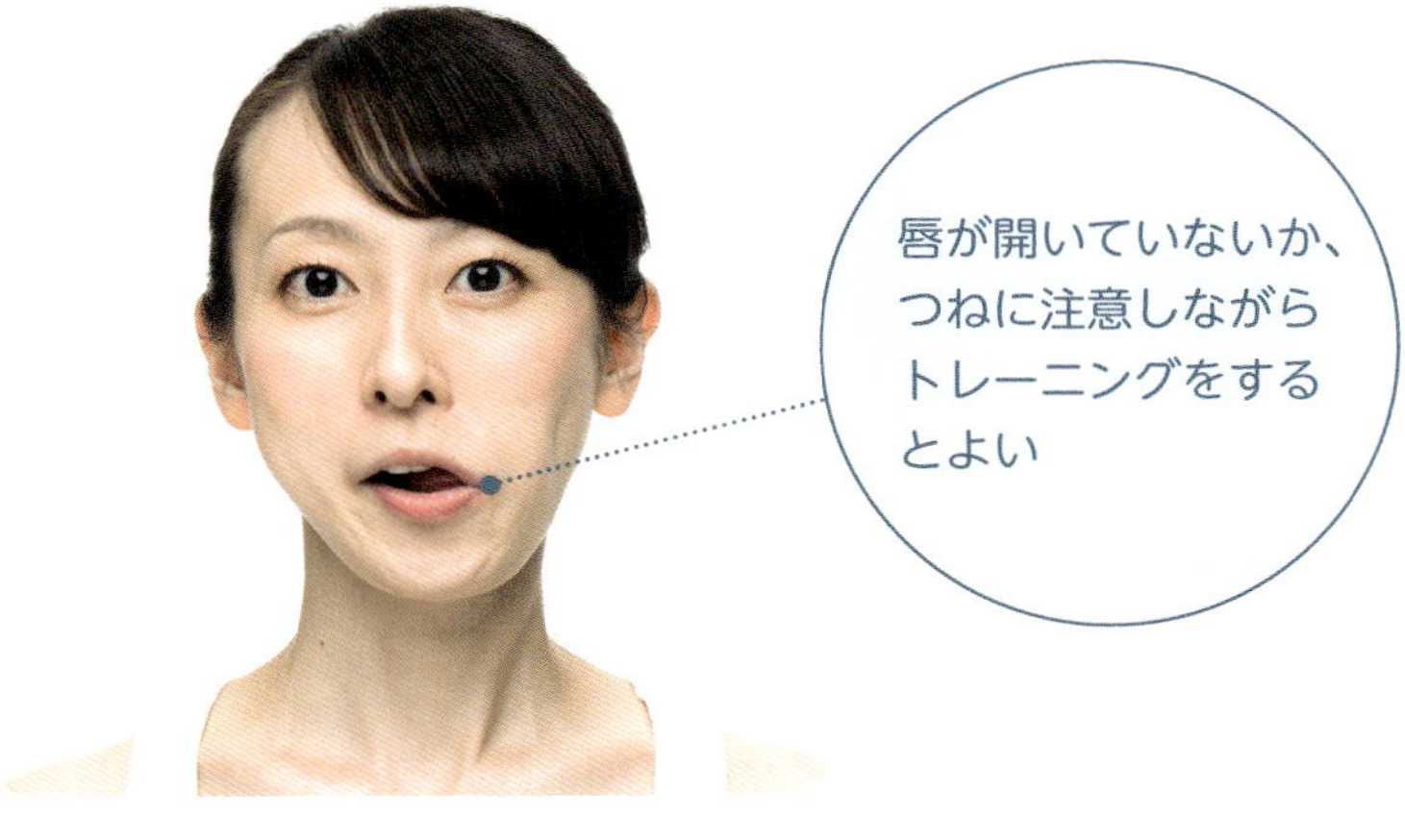
唇が開いていないか、つねに注意しながらトレーニングをするとよい

舌の動きに集中すると、唇が開きがちになります。このまま続けても、効果的なトレーニングにはなりません。意識的に唇を閉じるようにしましょう。

モグモグ力トレーニング
TRAINING
中級編2

ほっぺた筋トレ

POINT

- 歯とほお、舌と歯の間に落ちてまだ噛み砕けていない食べ物を歯の上に置き直すためのほおと舌の力をつけます。
- 舌でほおを押すことで舌の側面の力がつきます。唇を閉じておくので、唇を閉じる力もつきます。

1 ほおの内側に空気を入れる

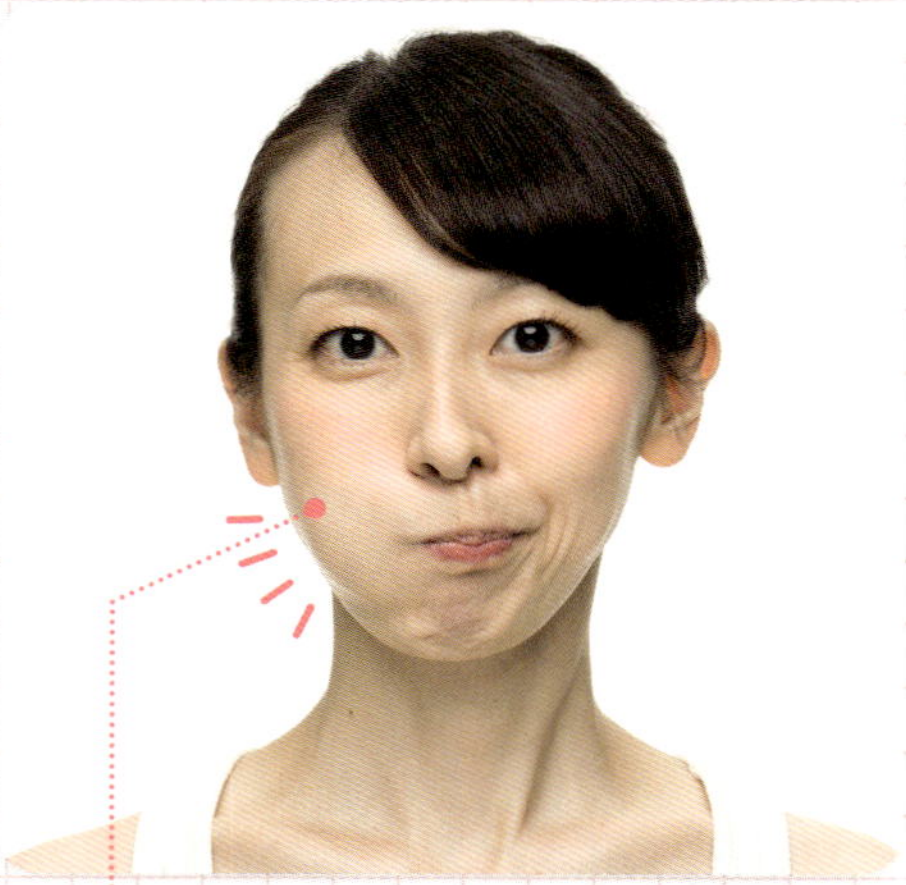

唇をしっかり閉じ、片側のほおの内側に空気を入れます。左右各8回ずつ空気が入るように入れ替えます。

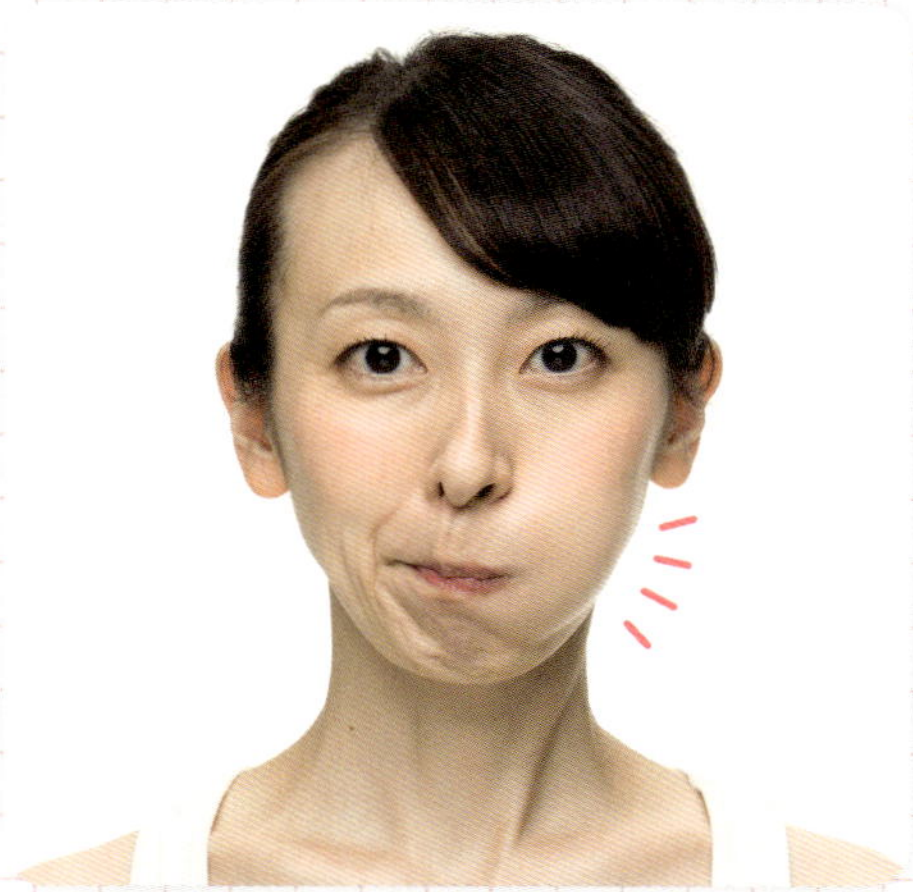

ほおに力を入れて
空気を押し返す

2 舌先でほおを内側から押す

唇を閉じ、舌の先で片側のほおを内側から押し、ほおは舌を押し返すように力を入れます。左右各4回ずつ行います。

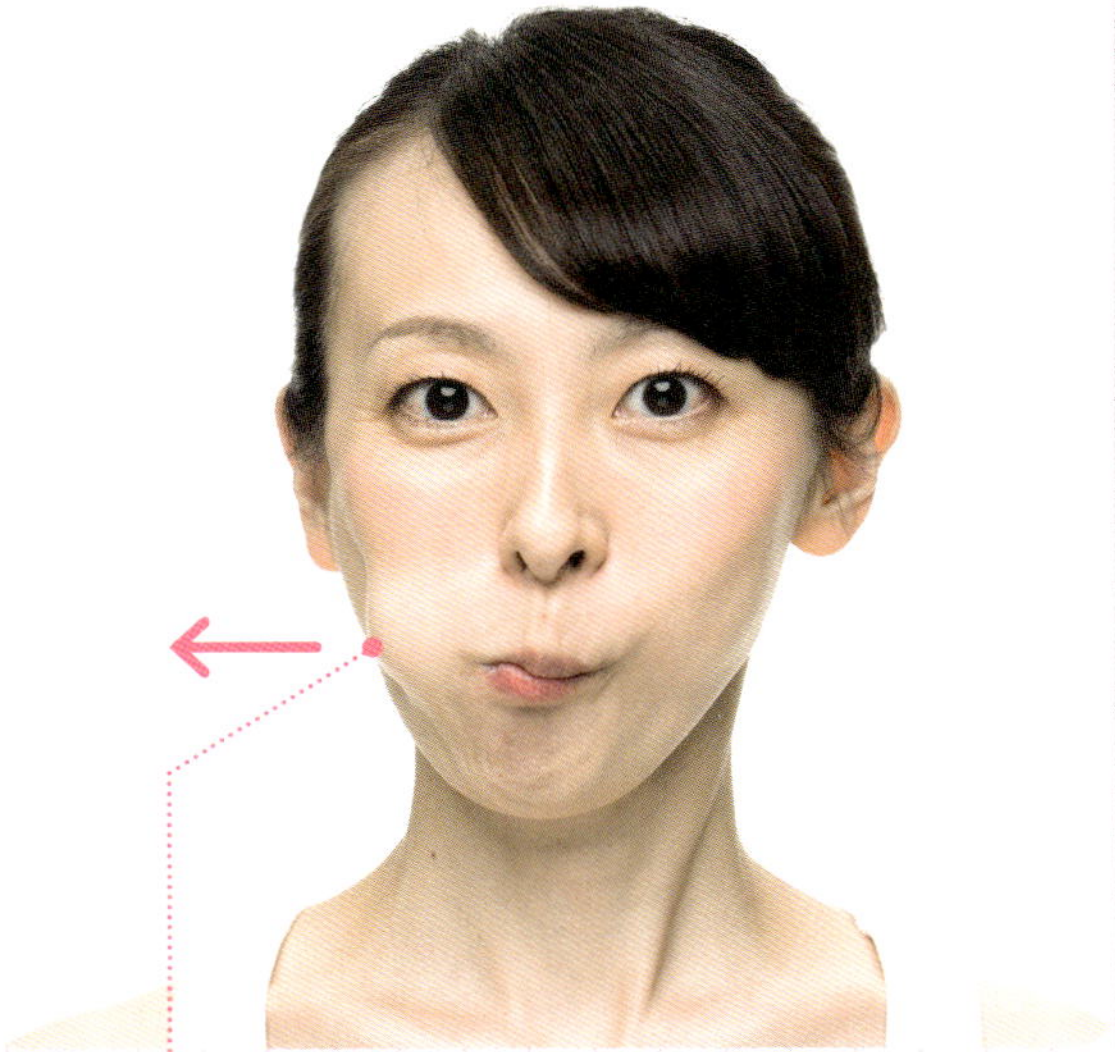

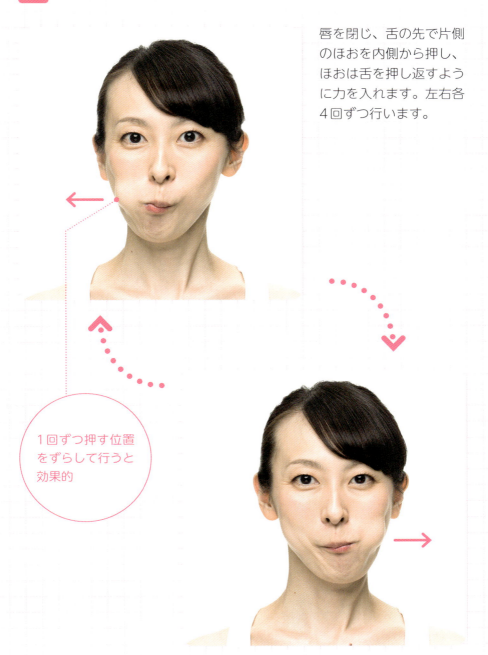

1回ずつ押す位置をずらして行うと効果的

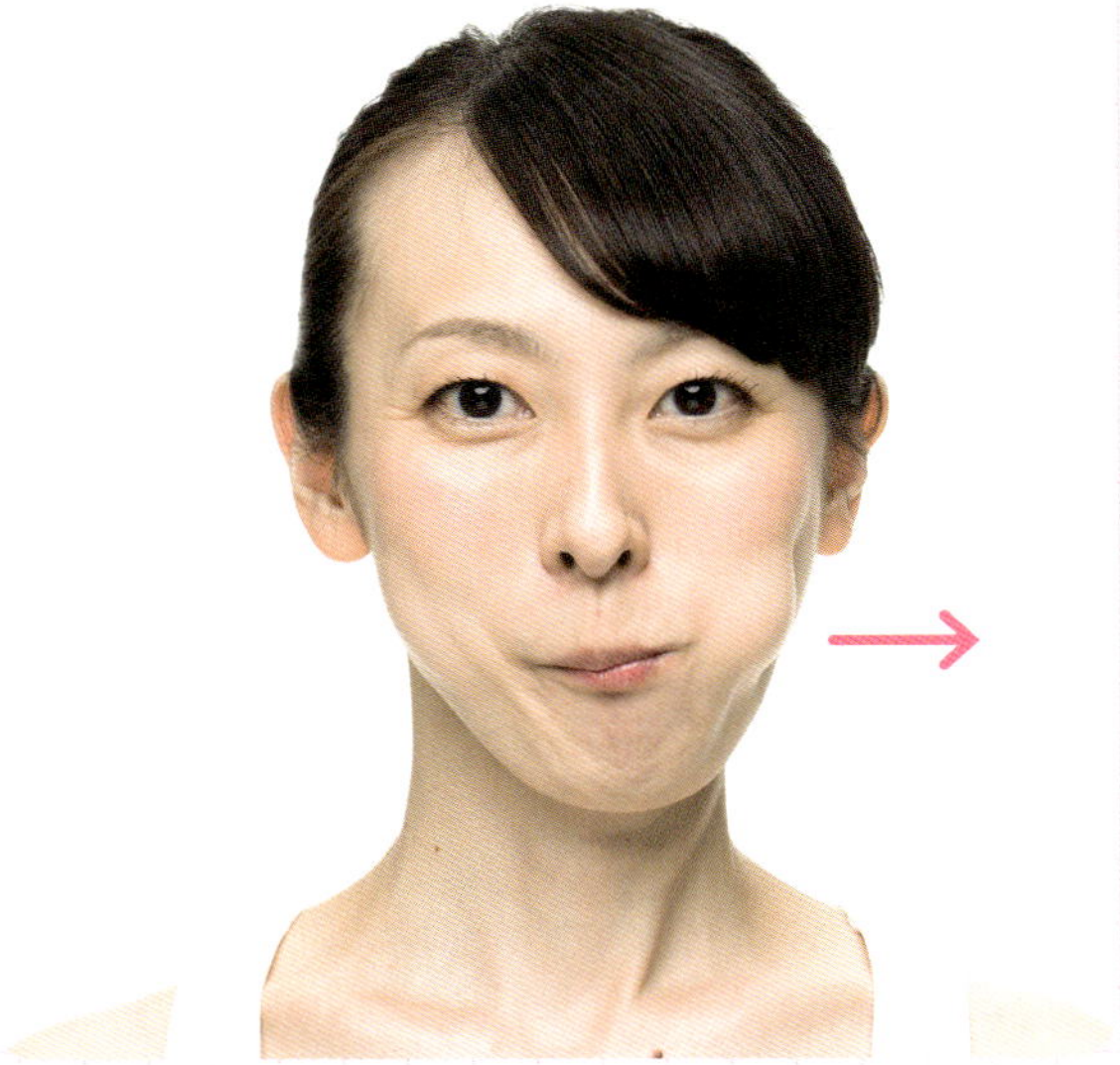

ベロ力トレーニング
TRAINING
初級編

発声トレーニング

POINT

- 「さしすせそ」であごの力と舌先の動きを鍛えます。
- 「たちつてと」舌先の力を鍛えます。
- 「がぎぐげご」で舌の奥の力を鍛えます。

1 「さ・し・す・せ・そ」をていねいに発声する

「さしすせそ」と流して話すのではなく、一音一音ていねいに発音します。「しすせそさ、すせそさし……」などと順番をずらすと発音がていねいに。

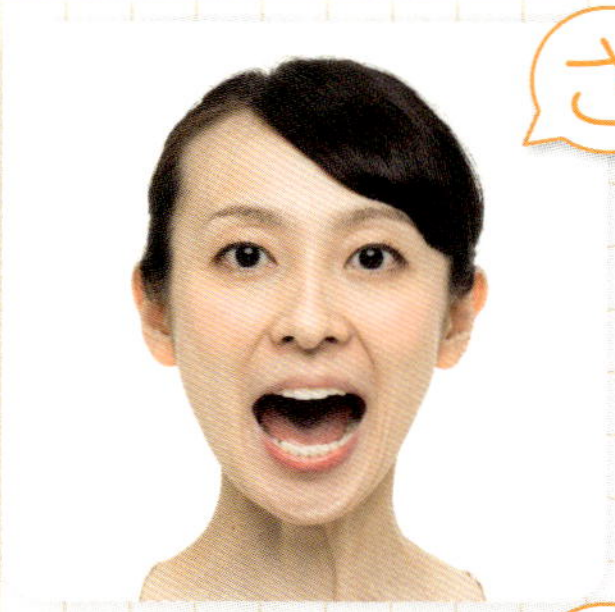

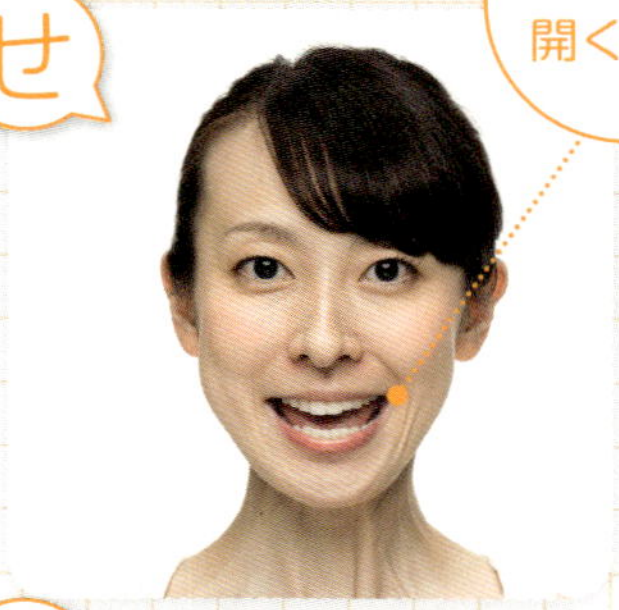

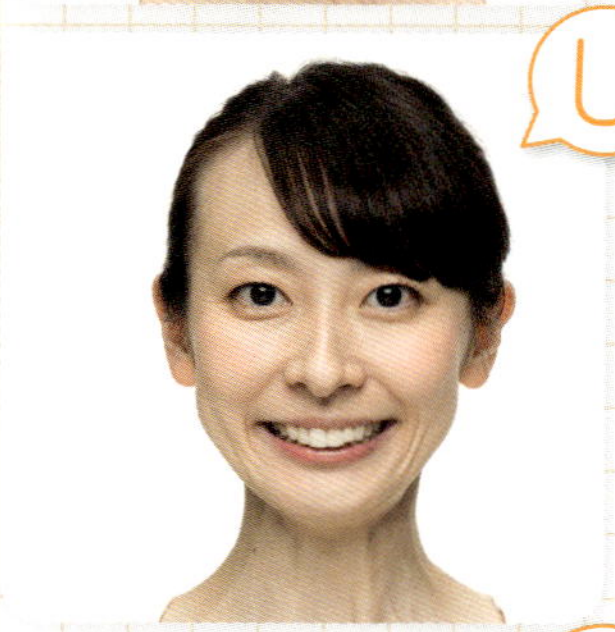

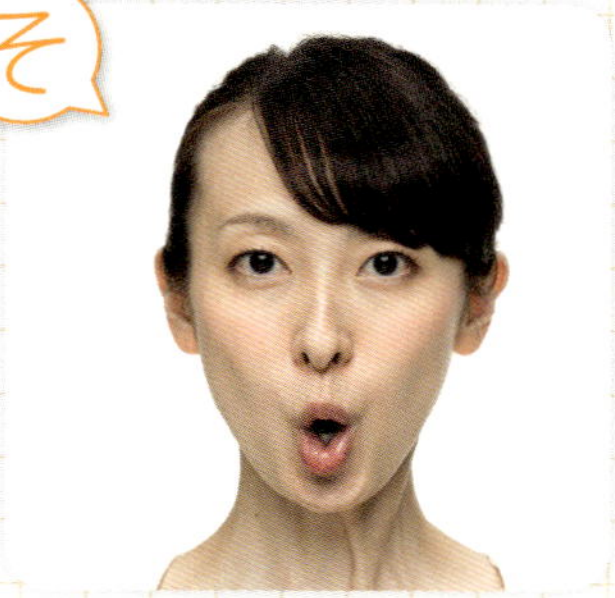

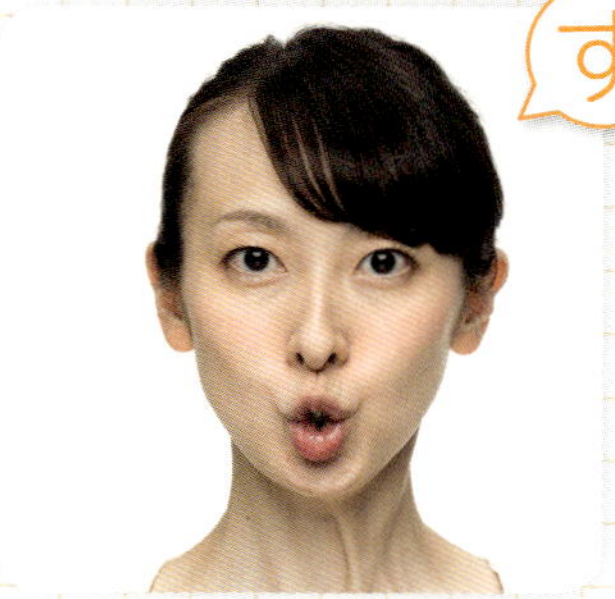

2 「た・ち・つ・て・と」をていねいに発声する

1と同様、話すのではなく、一音一音しっかりと発音します。「たたた、ちちち、つつつ……」と続けて発音してもOKです。

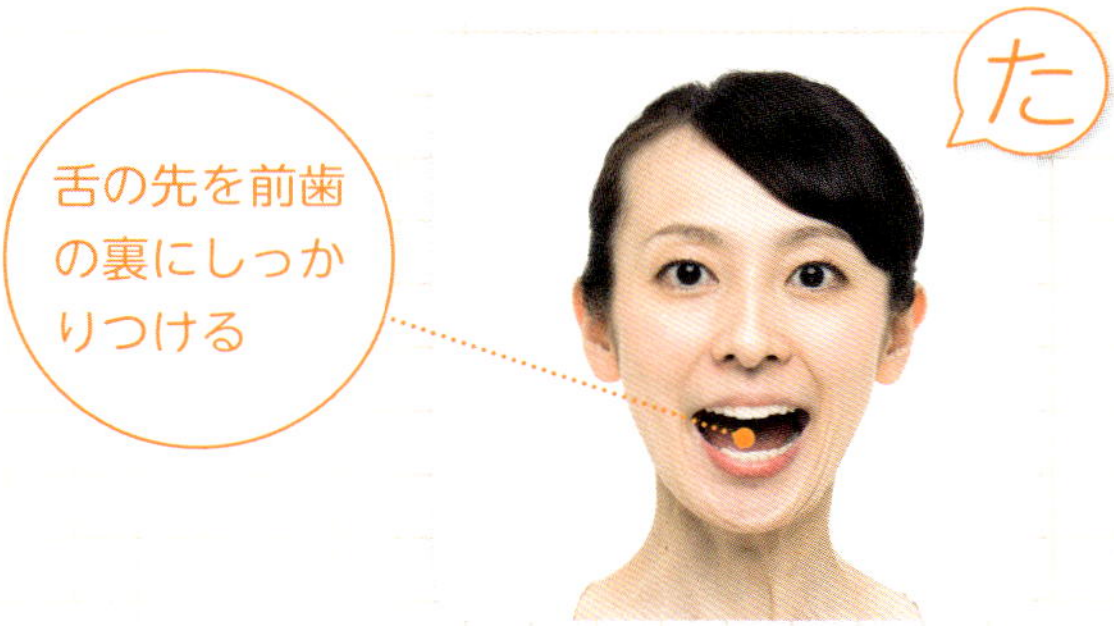
た
舌の先を前歯の裏にしっかりつける

3 「が・ぎ・ぐ・げ・ご」をていねいに発声する

1と同様に、一音ずつていねいに発音します。

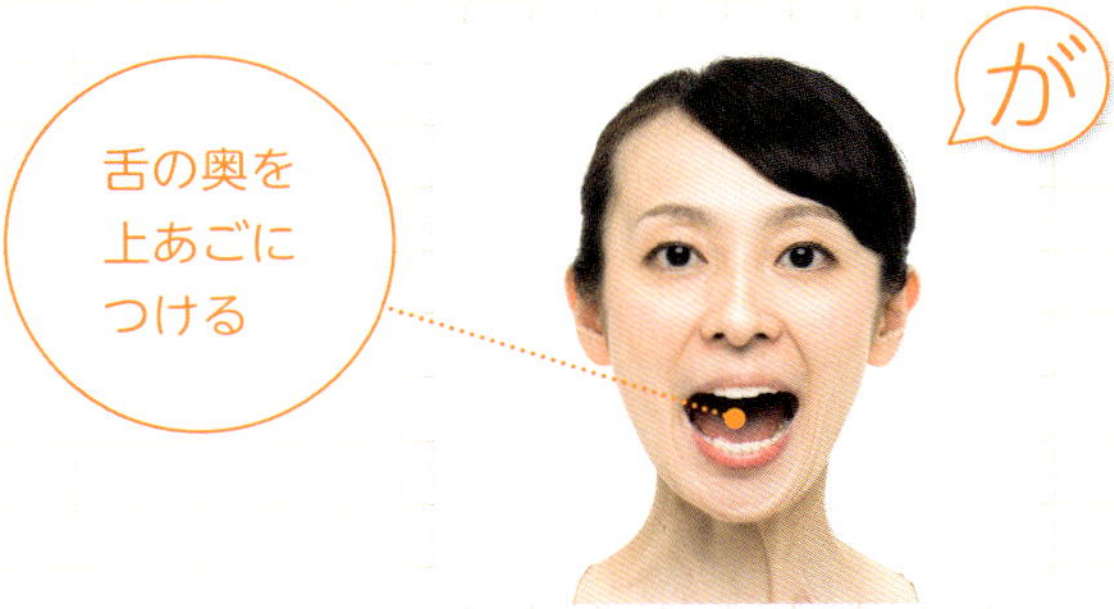
が
舌の奥を上あごにつける

memo

子音を意識する

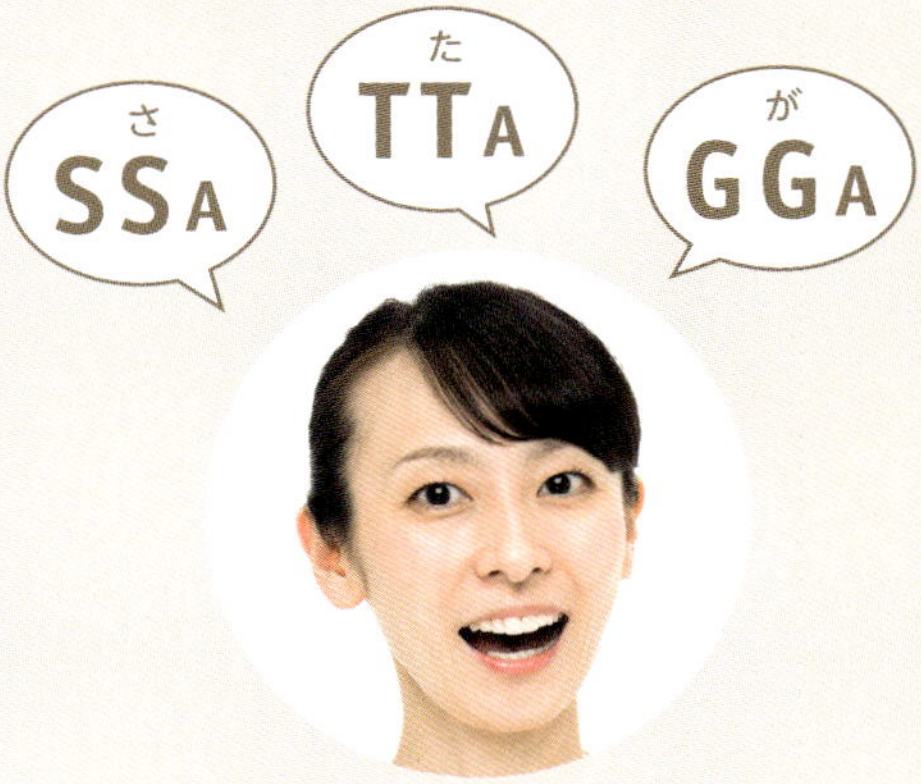
SS《さ》A
TT《た》A
GG《が》A

話をするとき、母音は意識しますが、子音はあまり意識しません。子音を意識するだけでも舌やあごのトレーニングになります。ちょっとおおげさなくらいに子音を意識して発音してみましょう。カラオケの点数も上がりますよ！

ベロ力トレーニング

TRAINING

中級編

舌引っ込めトレーニング

POINT

- 食べ物をのどの奥に送り込むとき、舌が奥まで上あごにつくことで確実に飲み込めるようになります。そのための舌の奥を上に上げる力を鍛えます。
- 舌の奥は意識的に鍛えないととくに力が落ちやすい部分です。

1 舌を前に出す

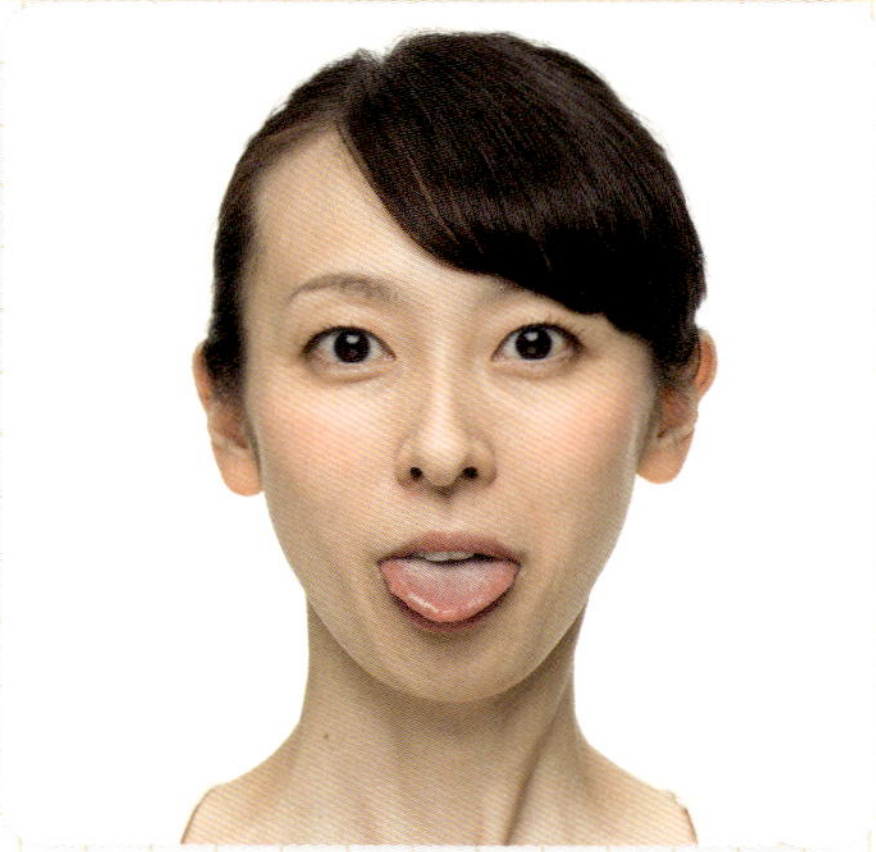

舌を前にべーッと思いきり突き出します。

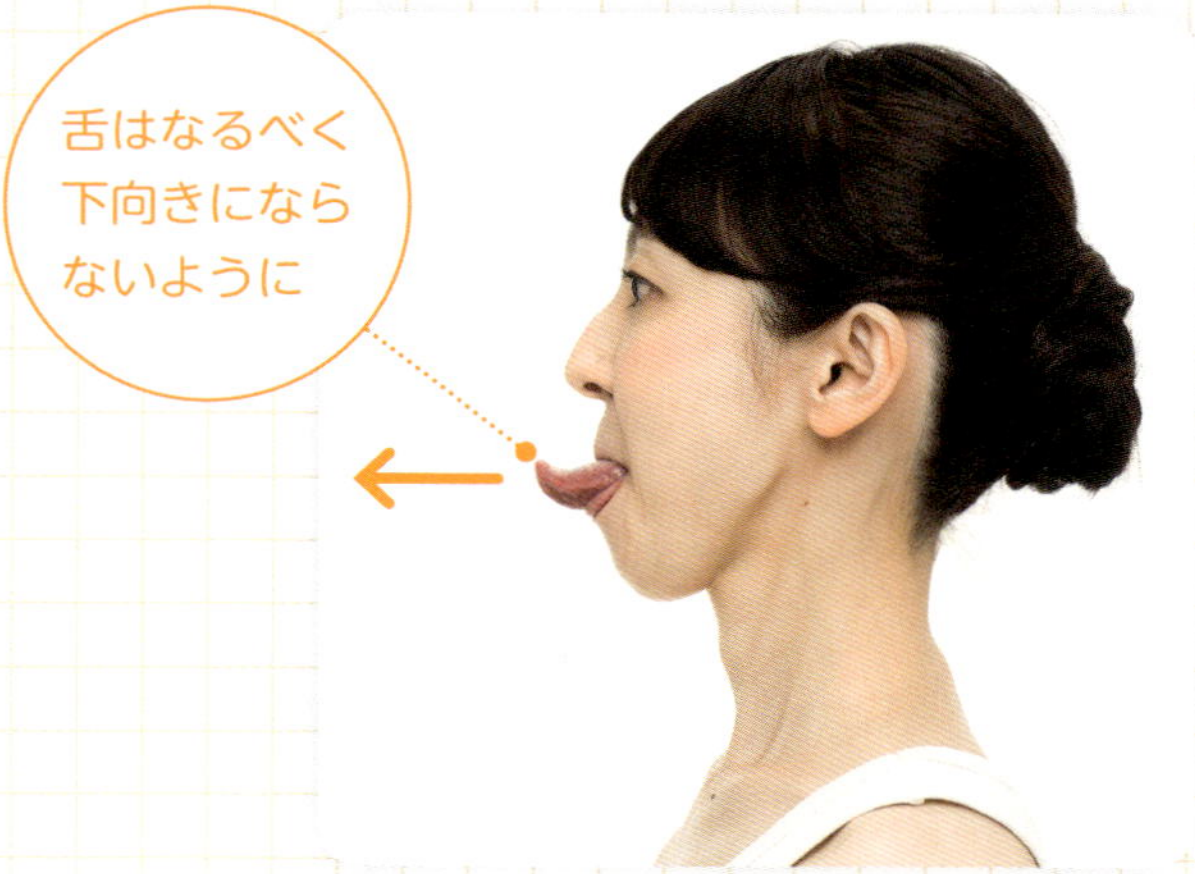

2 舌を奥に引っ込める

舌の奥だけを上あごにつけるように舌全体を引っ込め、5秒間キープ。1～2を10回行います。

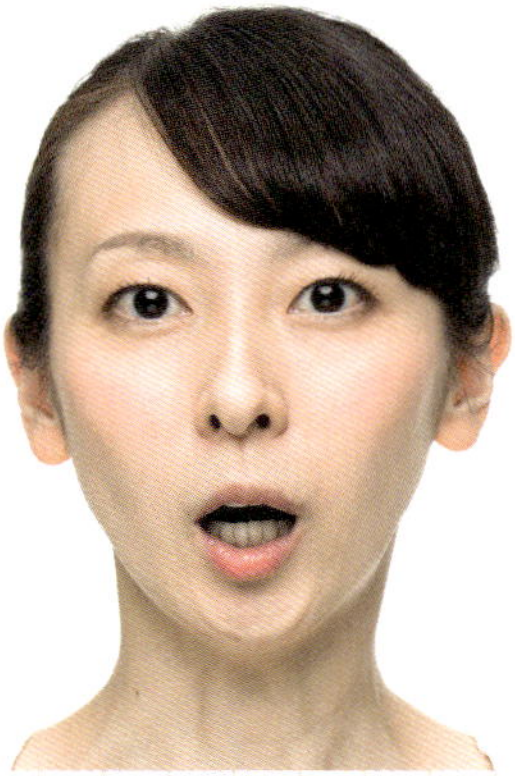

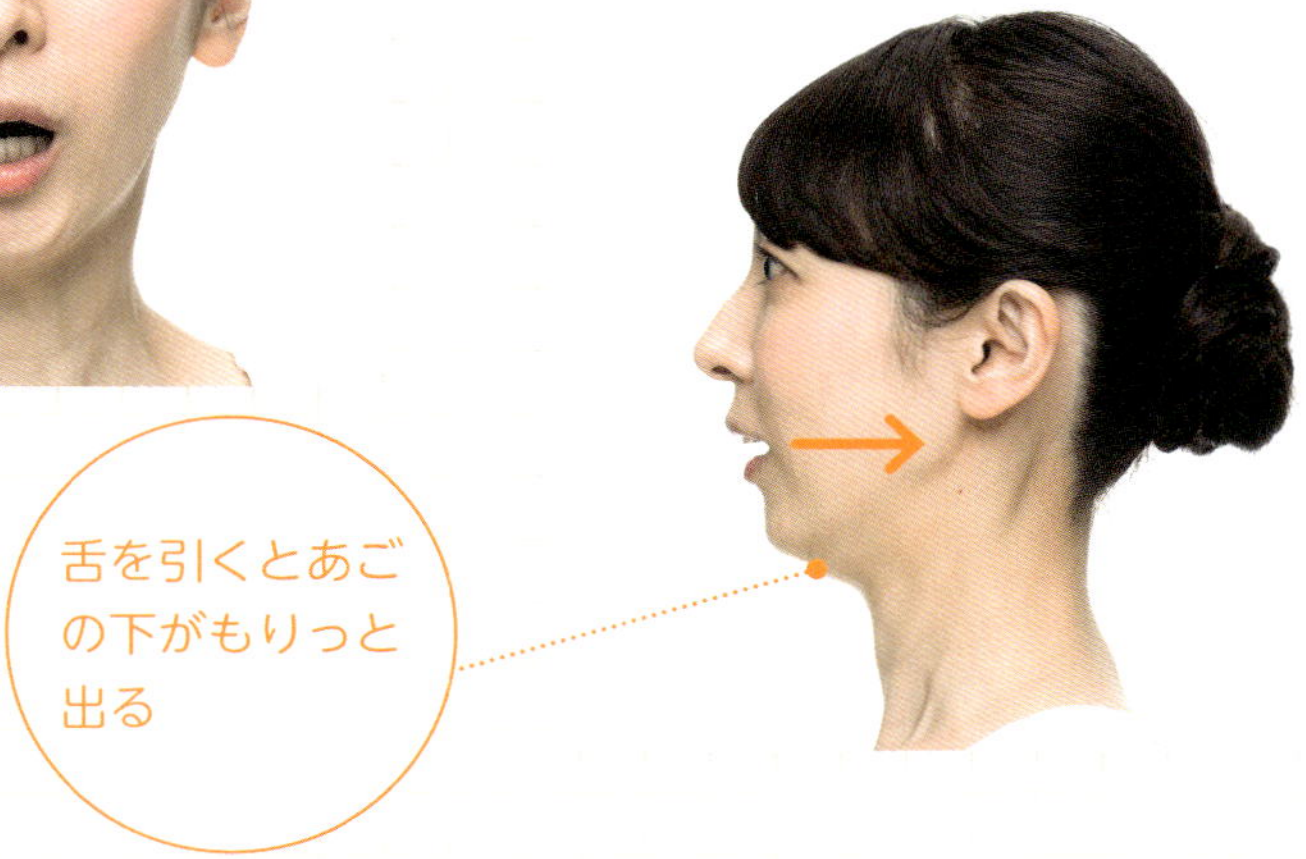

これは NG

舌の奥が上あごについていない

舌の奥を鍛えるトレーニングなので、舌の先を口の中に入れるだけで、舌の奥が下がったままでは効果が期待できません。少し苦しいですが、舌の奥を持ち上げるようにして、上あごにくっつけるように意識しましょう。

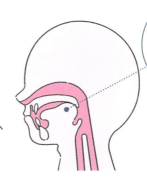

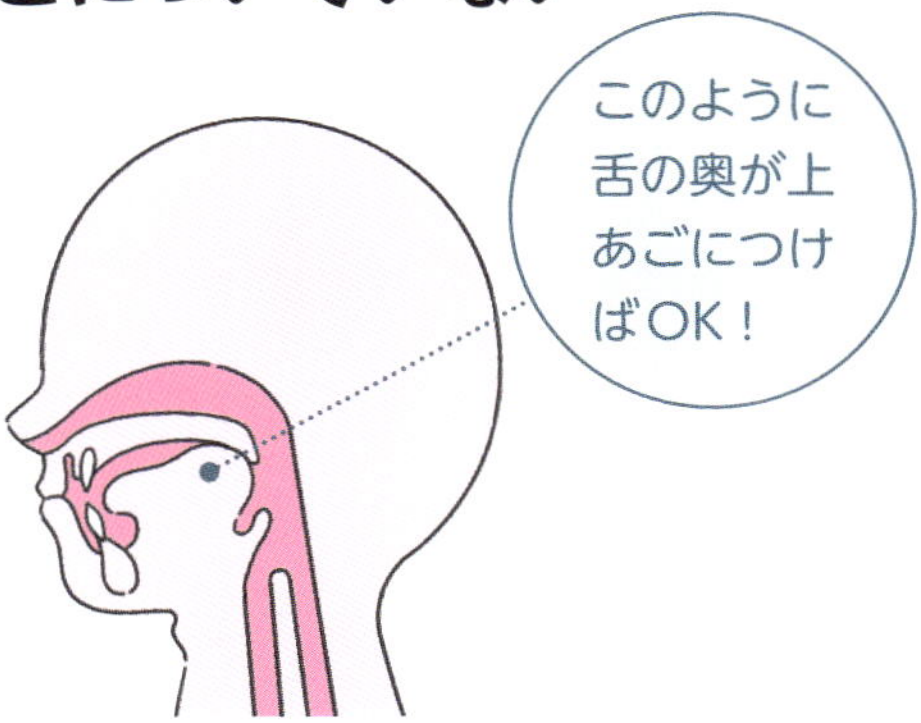

ウルルン力
トレーニング
TRAINING

歯ぐきマッサージ

POINT

- 歯の根本部分を指で優しくマッサージすることで唾液腺が刺激され、唾液の分泌が盛んになります※。
- 入浴時なら指の汚れが気になりません。おふろで毎日少しずつ行いましょう。

※モグモグ力やベロ力の舌を使うトレーニングも唾液腺の刺激になり、唾液分泌は促されます。

唾液のはたらき

- □ 食べ物を溶かして味を感じさせる
- □ 食べ物を移動させる潤滑油になる
- □ つぶした食べ物をまとめやすくする
- □ 食べ物の消化を助ける
- □ 口の中を洗浄して、歯肉炎・口臭・むし歯を防ぐ

マッサージする場所

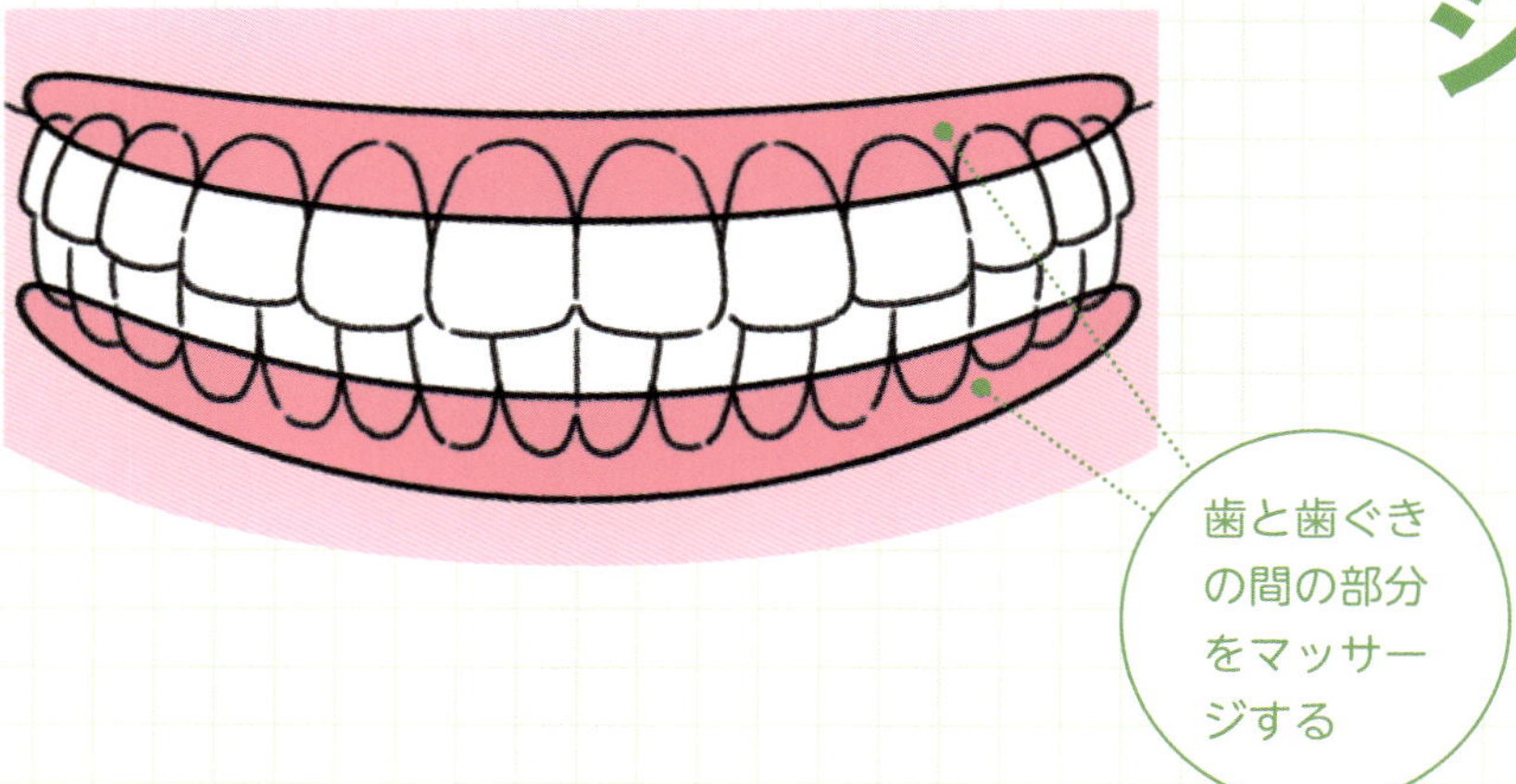

1 上の左右の歯と歯ぐきの間をマッサージする

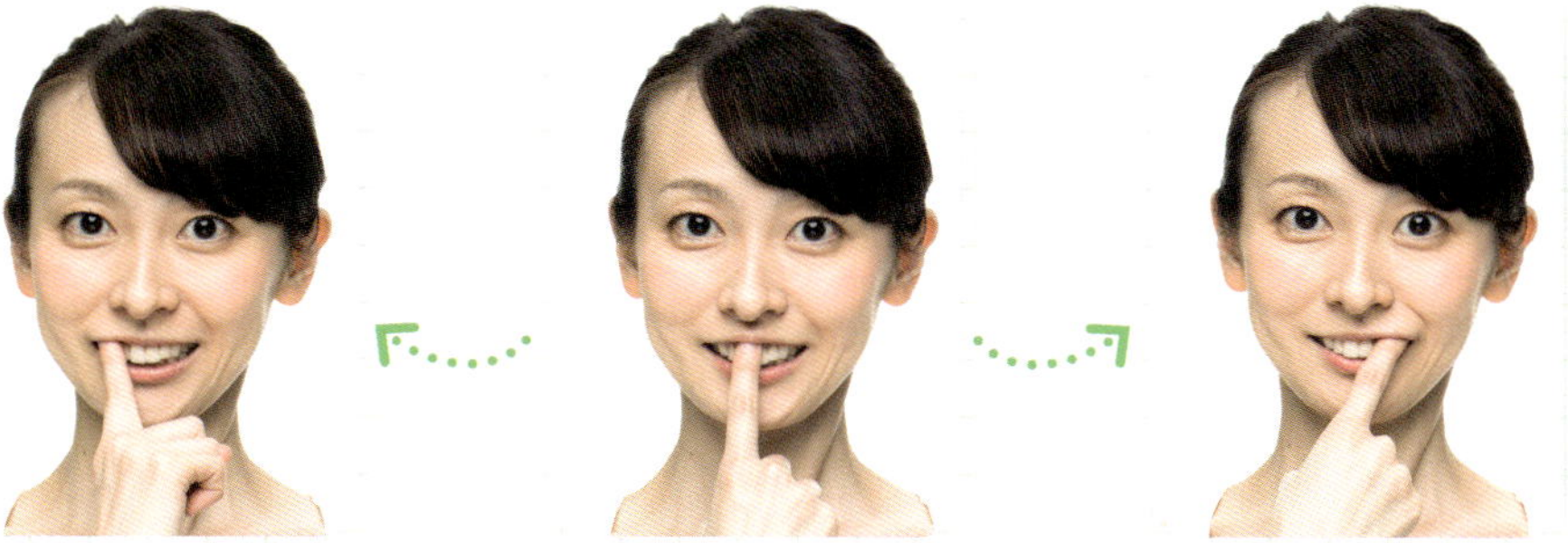

指を上の前歯の歯と歯ぐきの間に当て、奥に向かって指で優しくマッサージします。左右それぞれ10秒間程度行います。

2 下の歯も1と同様に

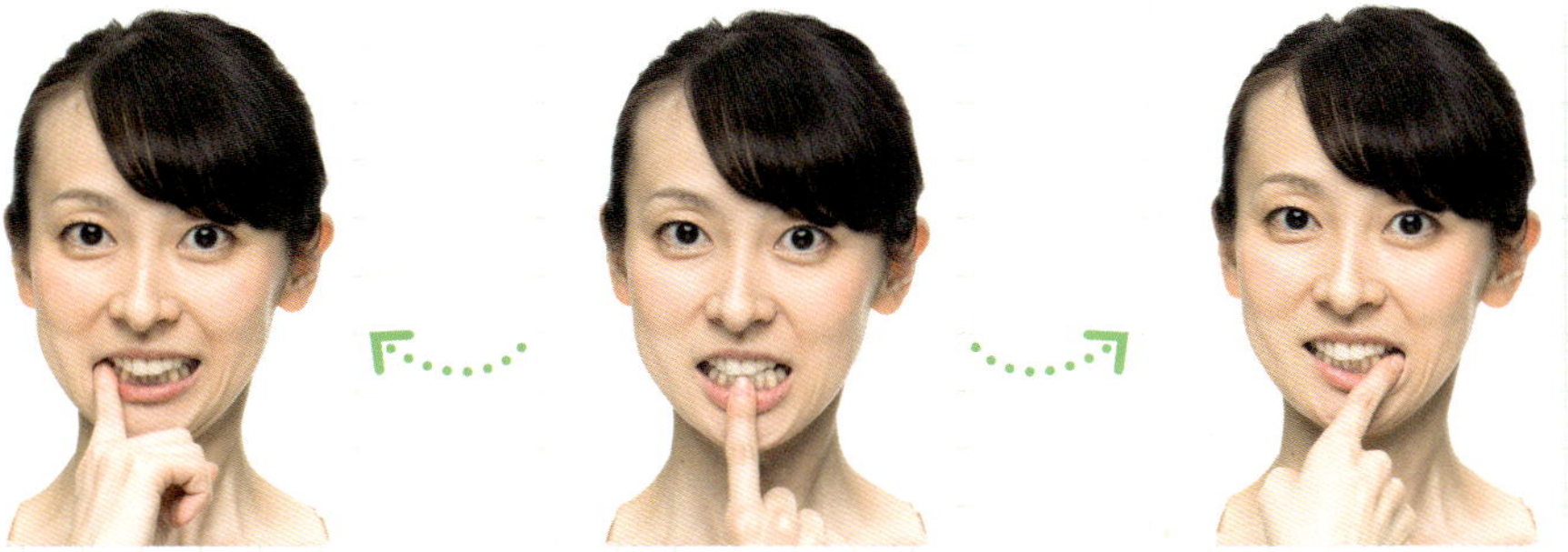

下の歯も同様に、前歯から奥歯に向かって優しくマッサージします。

memo

唇の上からでも OK

指が汚れるのが嫌なときは、唇の上から刺激するだけでも、ある程度唾液腺を刺激する効果があります。上の1、2と同様の場所を、唇の上から左右に優しくマッサージしましょう。咀嚼・嚥下がよりスムーズになりますよ。

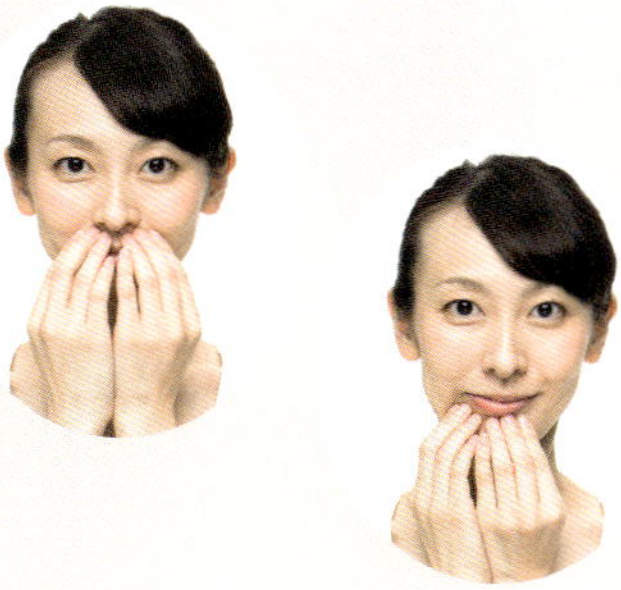

ゴックン力トレーニング
TRAINING
初級編①

ペットボトル筋トレ

POINT

- 首の前側の筋肉を使うことで、喉頭を上げる筋肉を鍛えます。
- 首の前側に効果的に力が入るように、ペットボトルに当てるあごの位置に気をつけましょう。

注：ペットボトルを強く押しすぎると割れることがあります。ペットボトルがへこんだら、それ以上押さないようにしましょう。

1 ペットボトルをのどに当てる

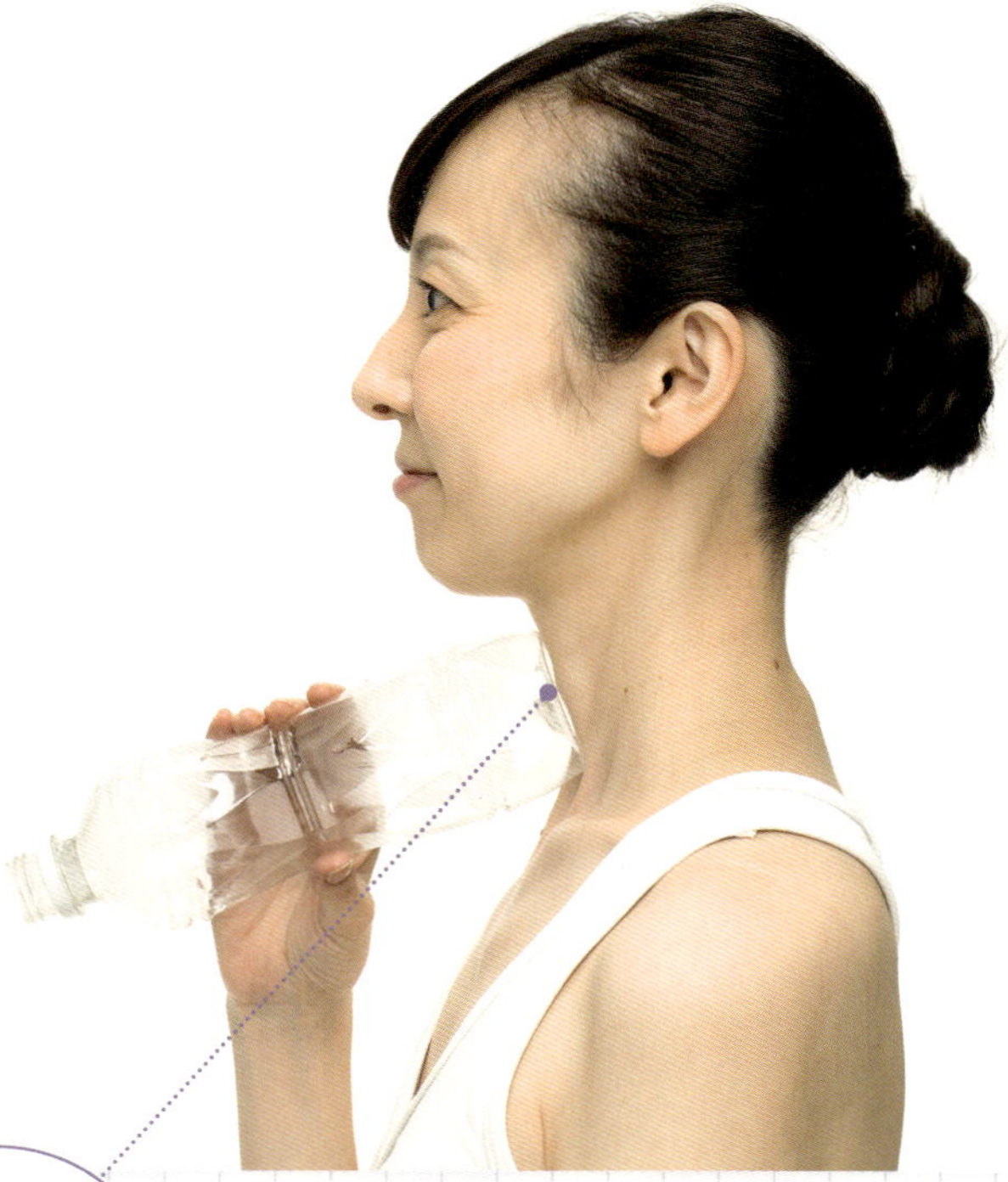

底の中央がのど仏に当たる位置で

空の500mlのペットボトルを用意し、底をのどに当てます。やわらかい方がへこみを実感しやすいのでオススメ。かたいペットボトルは避けましょう。

2 あごでペットボトルを挟む

ペットボトルの側面を、あごと鎖骨の内側で挟みます。

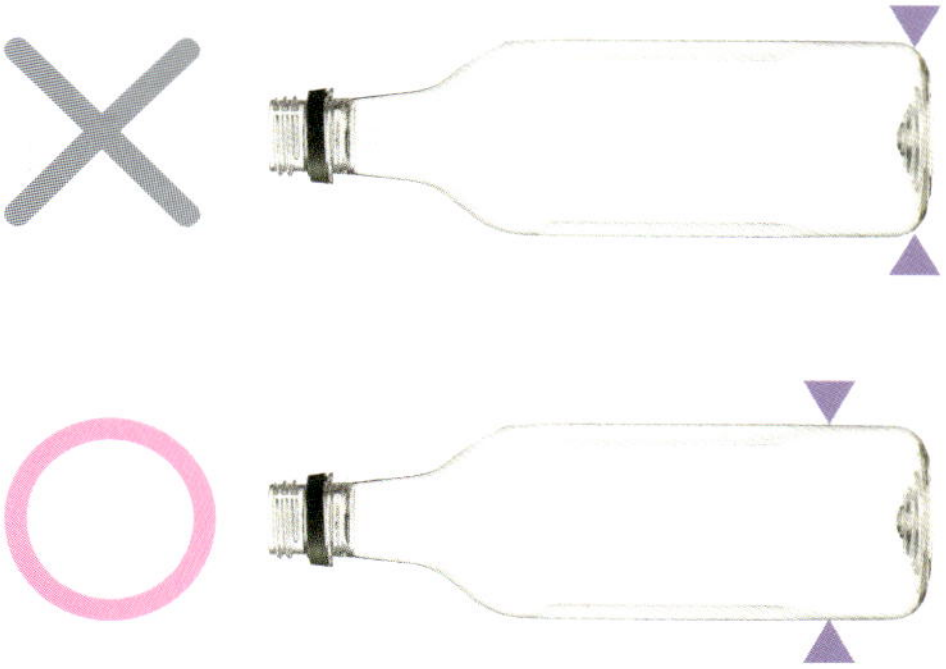

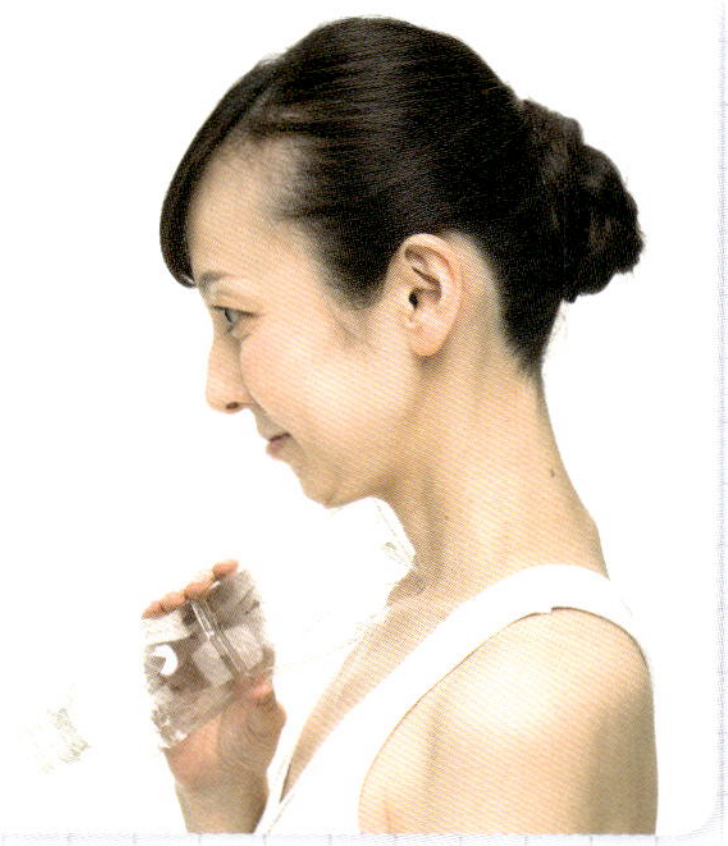

あごと鎖骨は、かたいペットボトルの底部分ではなく、底より2〜3㎝上のやわらかい部分に当てる。

3 あごでペットボトルを押す

2の状態からあごと鎖骨を近づけて、ペットボトルを潰すように押します。首の前の筋肉を意識してゆっくり力を入れると効果的。30回行います。

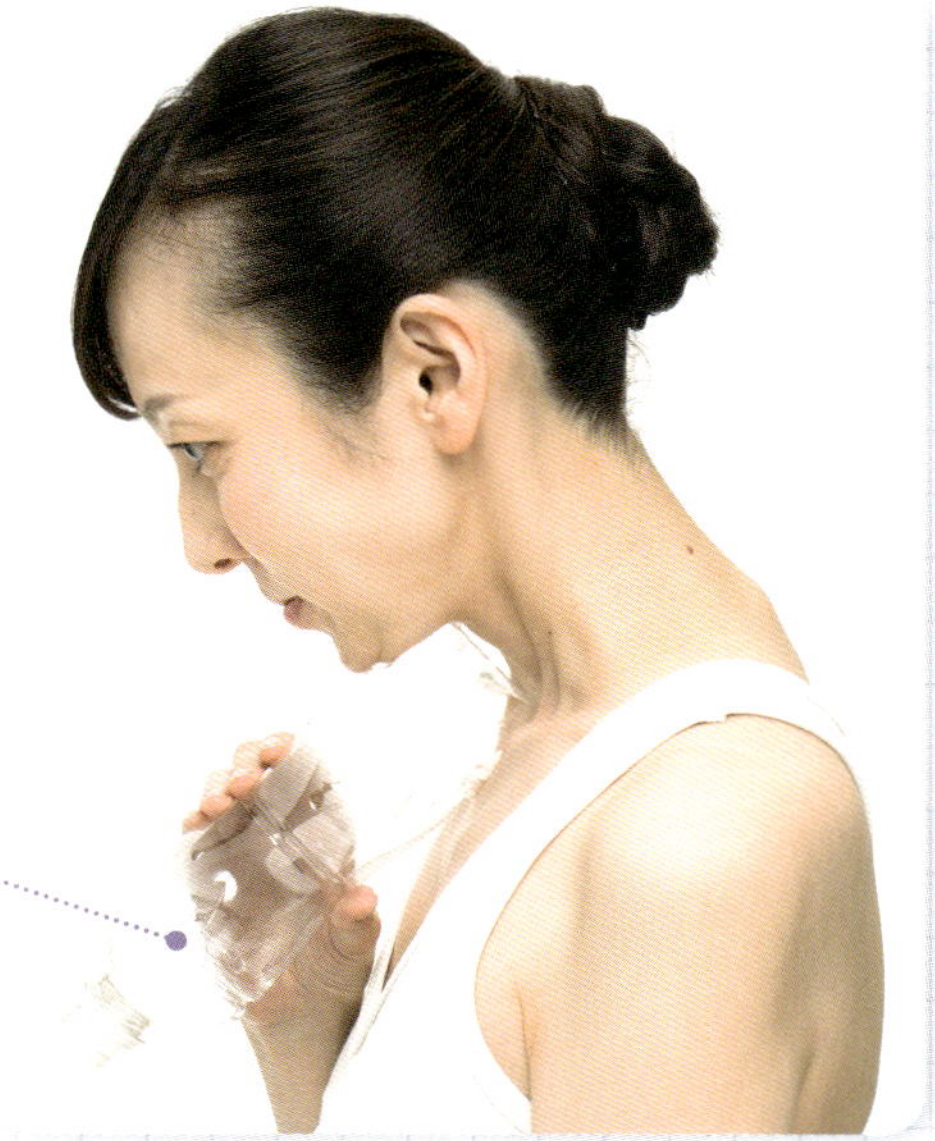

ゴックン力トレーニング
TRAINING
初級編②

おでこプッシュ筋トレ

POINT

- おでこを押した状態で頭を前に倒すため、咽頭を持ち上げる首の前側の筋肉が効果的に鍛えられます。
- あごが出てしまうなど、まちがった姿勢で行うと効果が半減します。正しい姿勢で行いましょう。

注：頚椎症やむち打ち症など、首に傷病のある人、また、高血圧の人は本トレーニングは行わないでください。

1 おでこに手を当てる

背筋を伸ばし、おでこのまん中に手を当てます。その手の位置を覚えておきます。

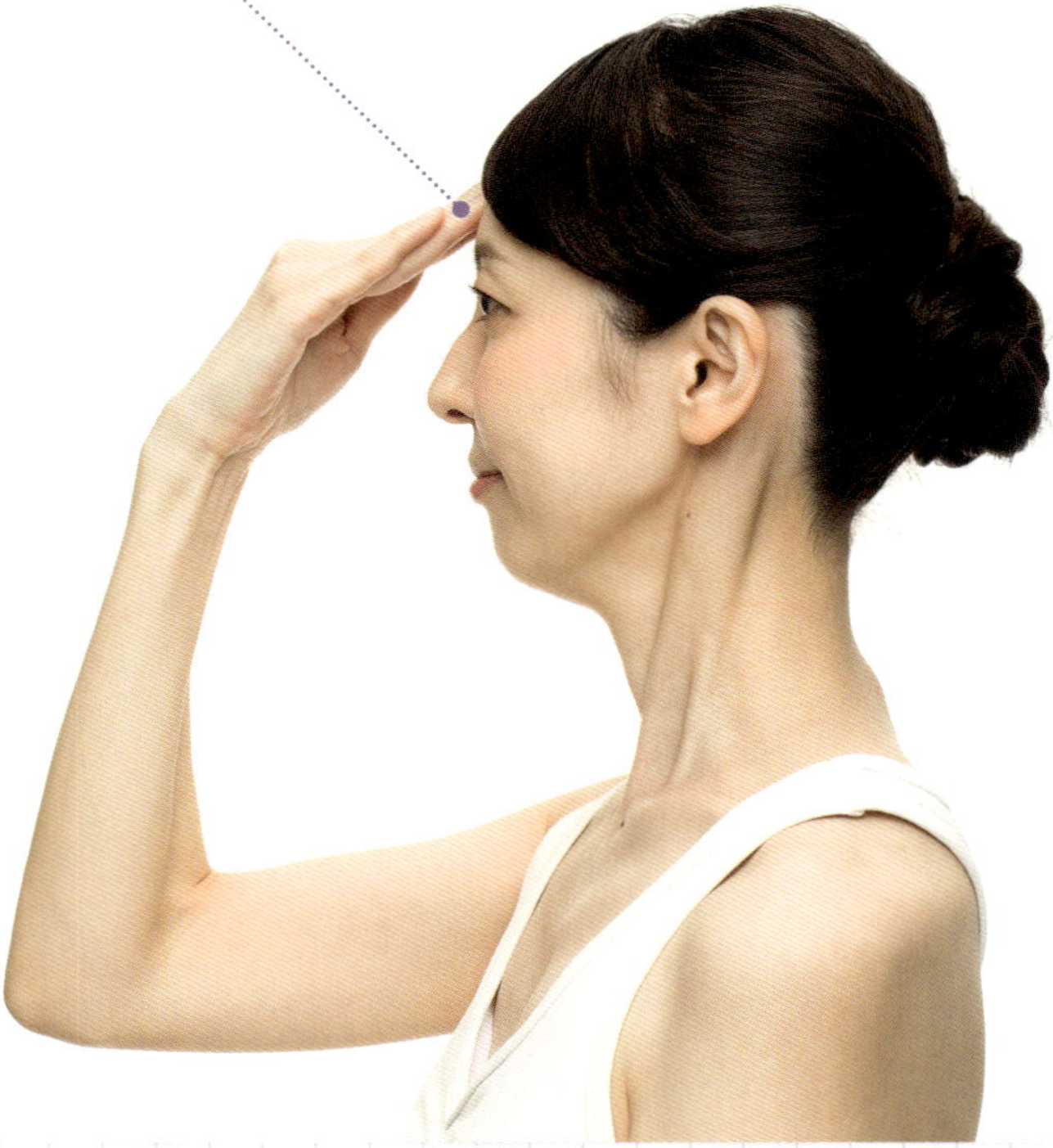

2 頭を前に倒す

手で頭を押し返しつつ頭を前に倒します。実際には少ししか倒れなくても、手とおでこが反発し合っていればOK。首の前側に力を入れたまま10秒間キープし3秒間休みます。これを5回行います。

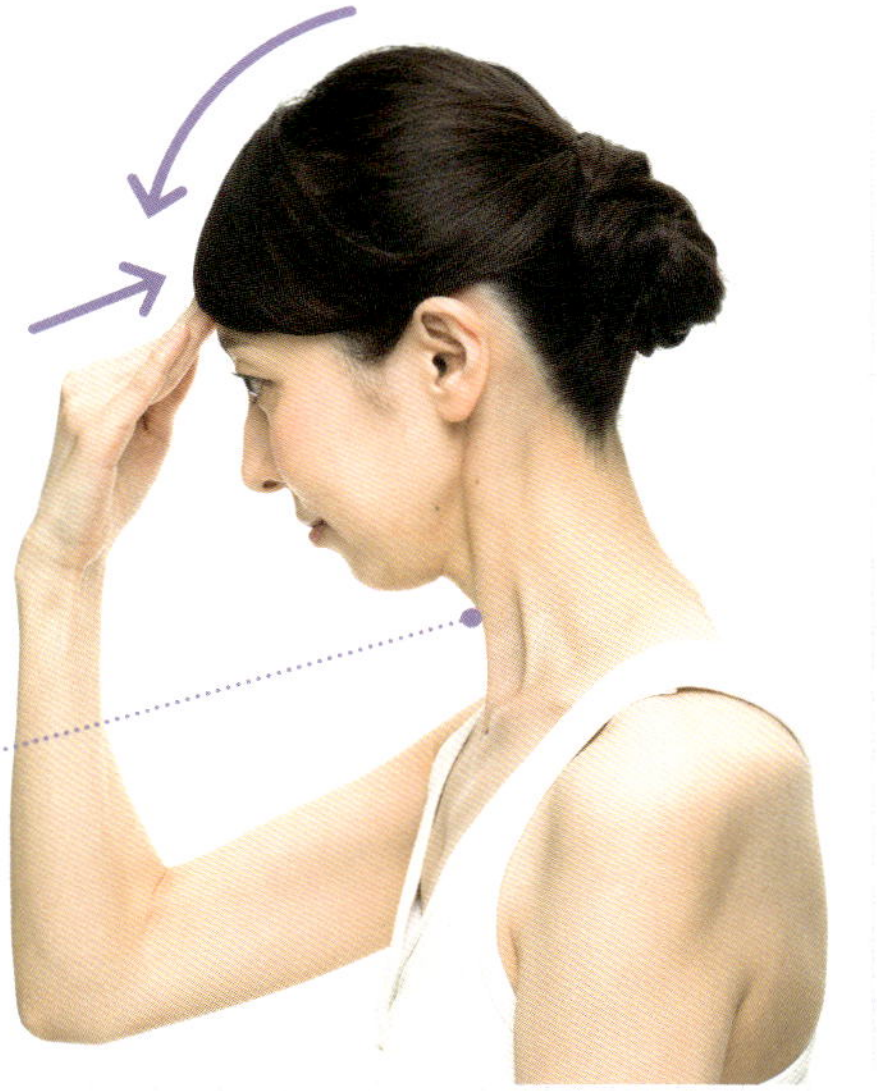

首の前側に
力を入れる

これは NG

あごが前に出てしまう

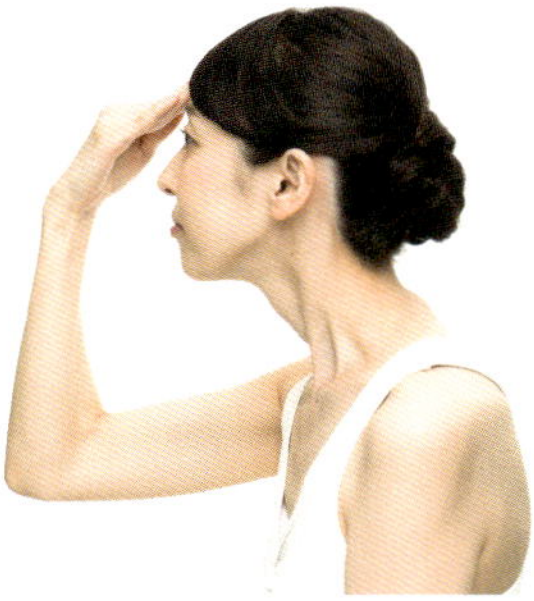

頭が下を向かずそのまま前に出てしまうのは首の側面や肩に力が入っているため。のどトレにはなりません。

腰から前に倒れてしまう

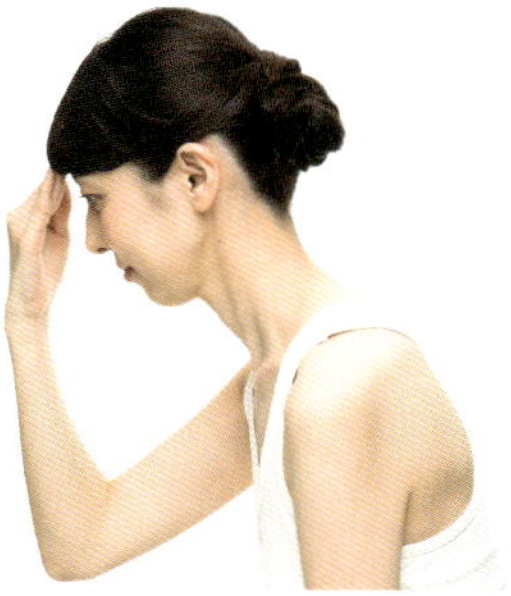

前へ倒そうとする気持ちが強すぎて、腰から前へ倒れてしまうと、首の前側に適切に力が入りません。

ゴックン力
トレーニング
TRAINING
中級編1

頭上げ筋トレ

POINT

- 頭を持ち上げる動きで、嚥下時に喉頭を持ち上げる首の前側の筋肉、舌骨周りの筋肉を鍛えます。
- 首に力が入りすぎていると食道の入り口が十分に開かないため、首のストレッチも行い、首の筋肉をほぐします。

注：頚椎症やむち打ち症など、首に傷病のある人、また、高血圧の人は本トレーニングは行わないでください。

Warming up! 首のストレッチ

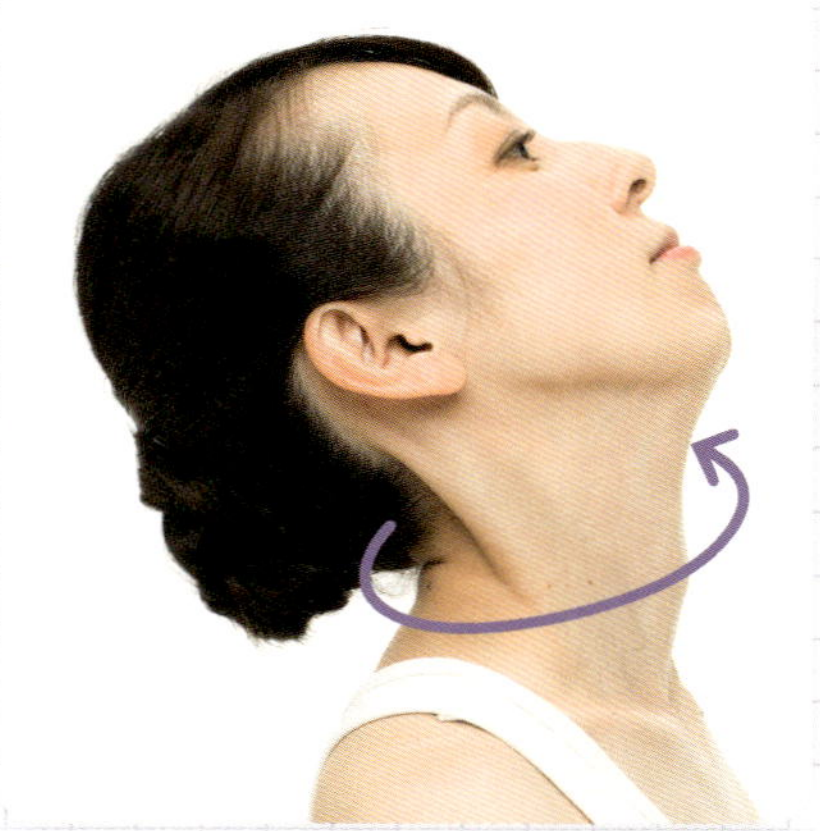

頭だけを動かすのではなく、背中から回すように、大きく首を数回回します。

1 横になる

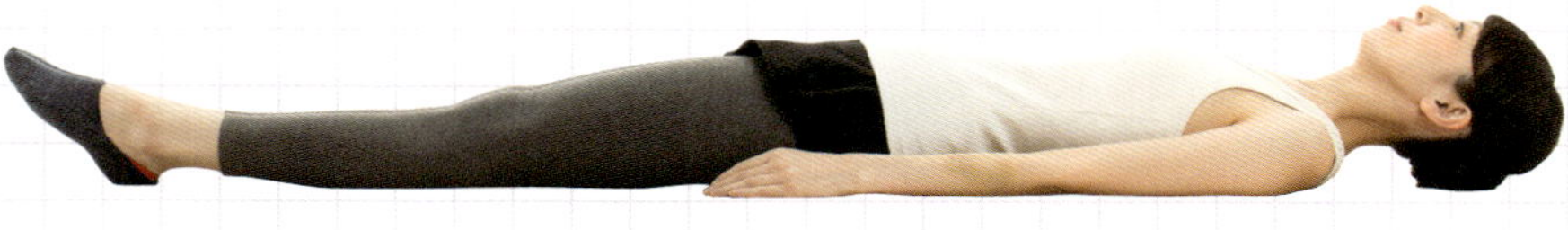

床やたたみ、ベッドなど、ある程度の固さがある面に横になります。

2 頭を持ち上げる

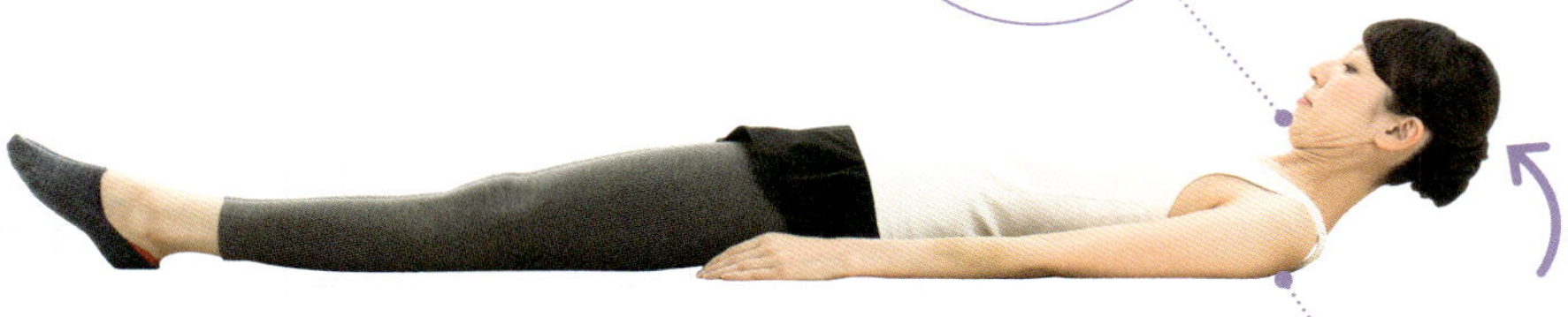
あごが胸に近くなるように頭を上げる
肩は床から離さない

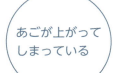

首の前の筋肉を意識して、胸をのぞき込むように頭を持ち上げ、15秒間キープします。3秒休んでまた15秒間、計3回行います。

これは NG

あごが胸から離れてしまう

あごが上がった状態は、首の後ろ側に力が入っていて、喉頭を持ち上げる舌骨上筋群・舌骨下筋群（首の前側の筋肉）が鍛えられません。胸の方を見るようにして、首の前側に力が入り、あごがのど元に近づく状態をキープしましょう。

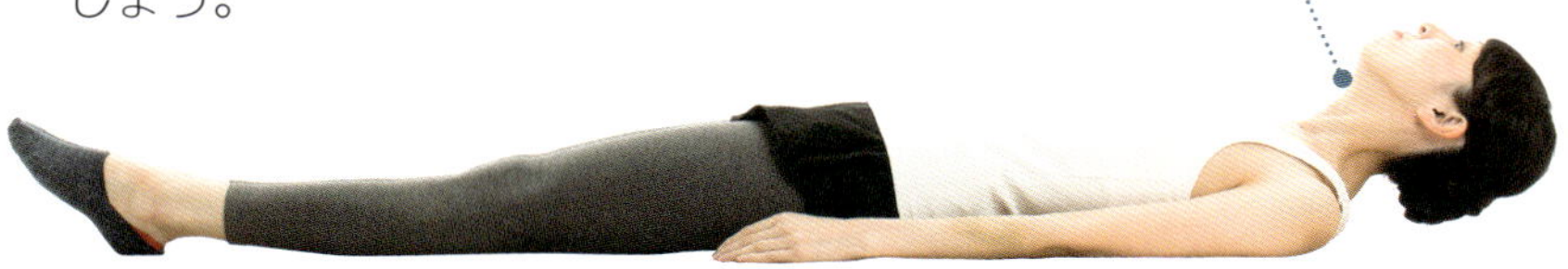

ゴックン力トレーニング
TRAINING
中級編②

口開け筋トレ

POINT

●口を大きく開けることで、喉頭を持ち上げる首の前側の舌骨上筋群・舌骨下筋群を鍛えます。
●最後に首のストレッチをして首周りをほぐすことで、食道の入り口の筋肉がゆるんで大きく開くようにします。

1 口を縦に開ける

あごを下に引っ張るような感じで、首の前側に力を入れて口を縦に大きく開けます。開いたまま10秒間キープ。3回行います。

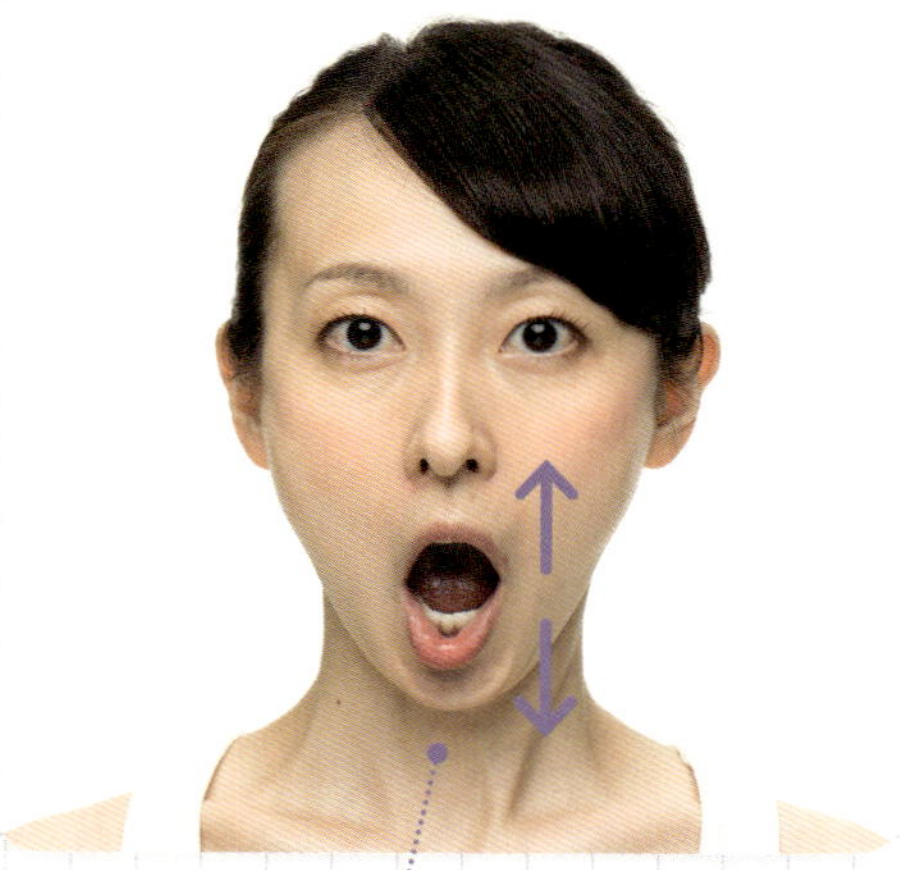

首の前側に
力を入れて
口を開ける

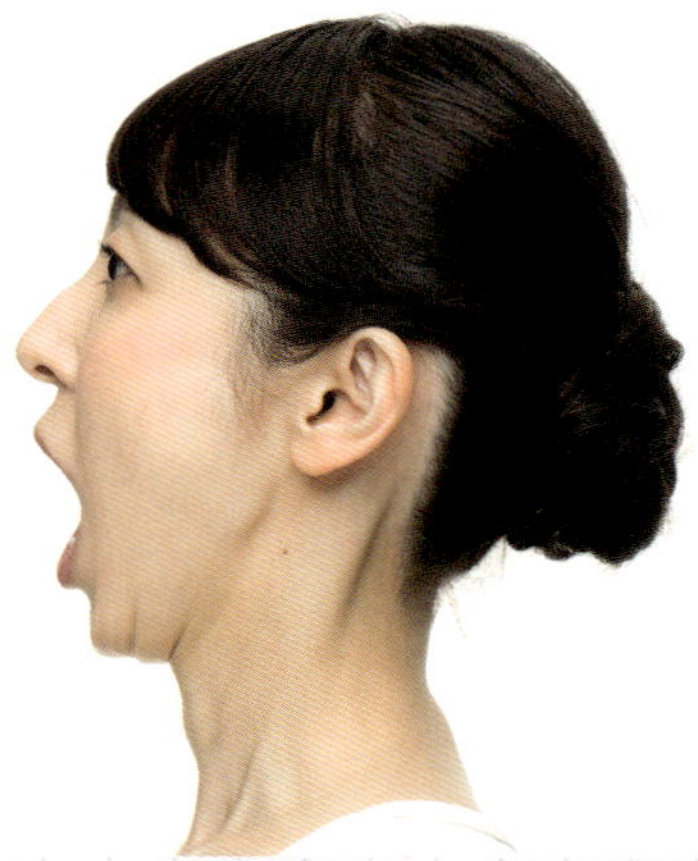

2 口を横に引き、広げる

「イー！」というような感じで口を横に大きく引きます。引いたまま10秒間キープ。
3回行います。

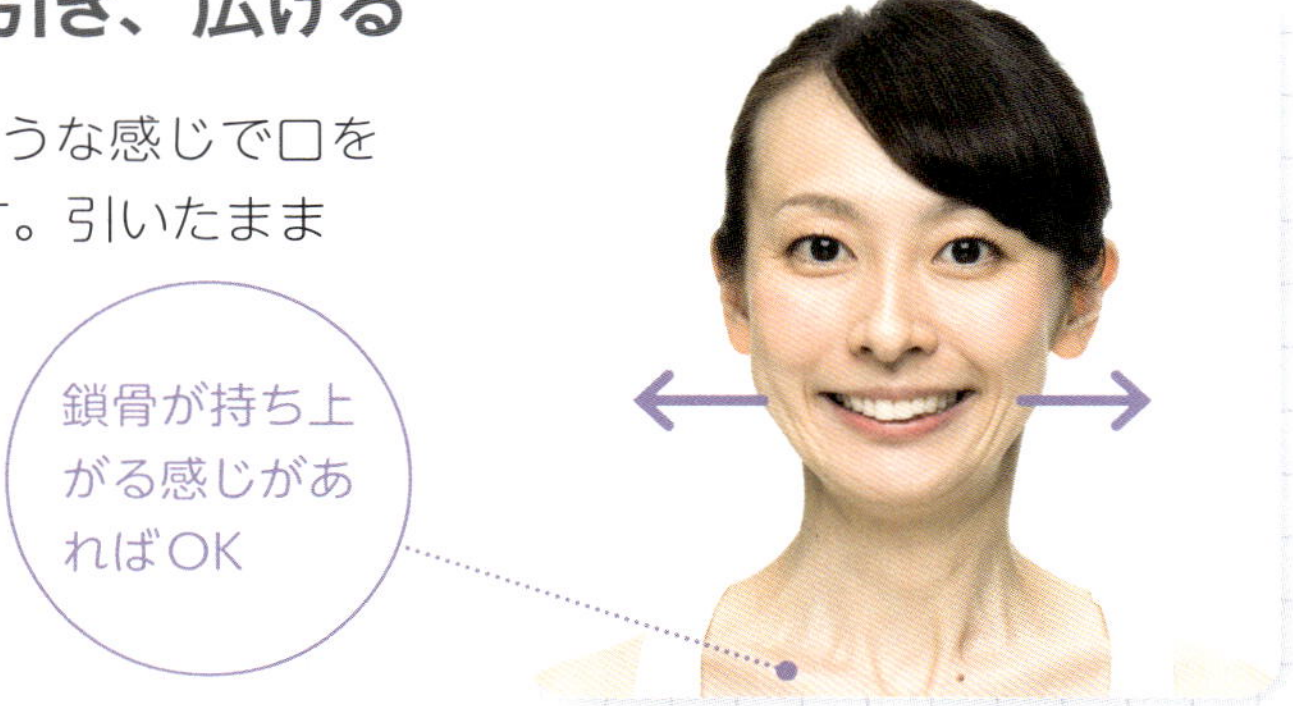
鎖骨が持ち上がる感じがあればOK

クールダウン 首をゆっくり回す

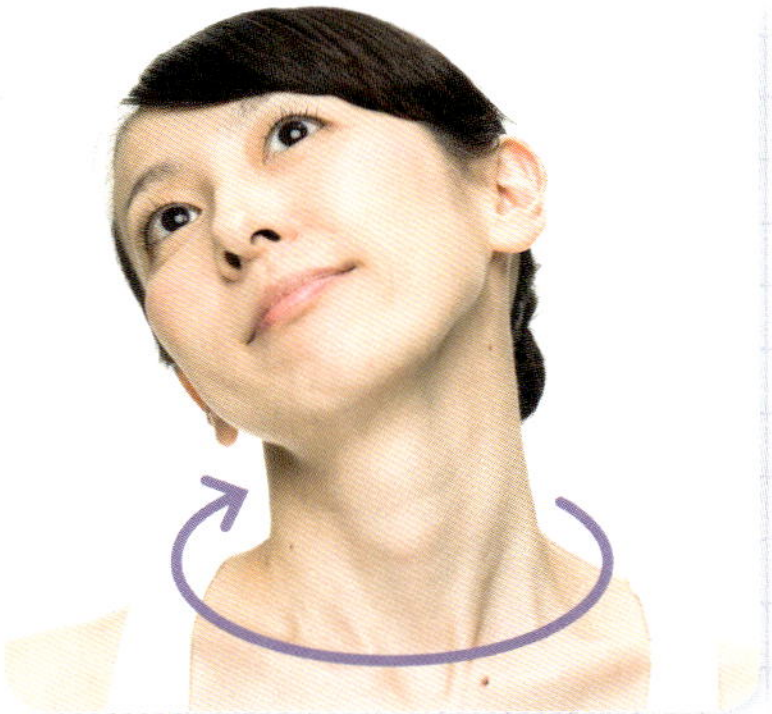

1～2で緊張したのど周りをほぐすようにゆっくりと首を回します。気持ちいい程度でOKです。

memo

のどにも括約筋《かつやくきん》がある?!

食道の入り口には「輪状咽頭筋《りんじょういんとうきん》」という括約筋があります。「括約筋＝肛門」と思われがちですが、のどにもあるんです。この括約筋は、飲み込むときに開くため、のどが力んでいると、飲み込みづらくなります。首のストレッチでのどの括約筋をゆるませることも、誤嚥予防につながります。

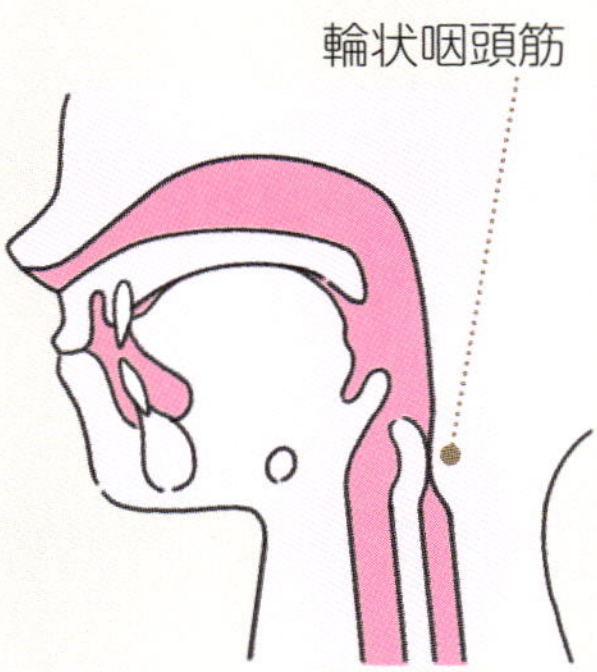
輪状咽頭筋

フレーズ歌唱トレーニング

ゴホン力
トレーニング
TRAINING
初級編①

POINT

- 息を使いきって１フレーズを歌いきり、大きく息を吸い込むというくり返しにより、肺が大きく膨らんだりしぼんだりするため、呼吸する力が上がります。
- 腹式呼吸で歌うことで腹筋・背筋が鍛えられ、吐き出す力が上がります。

1 フレーズを切らずに歌う

部屋の反対側の１点に声を届けるように

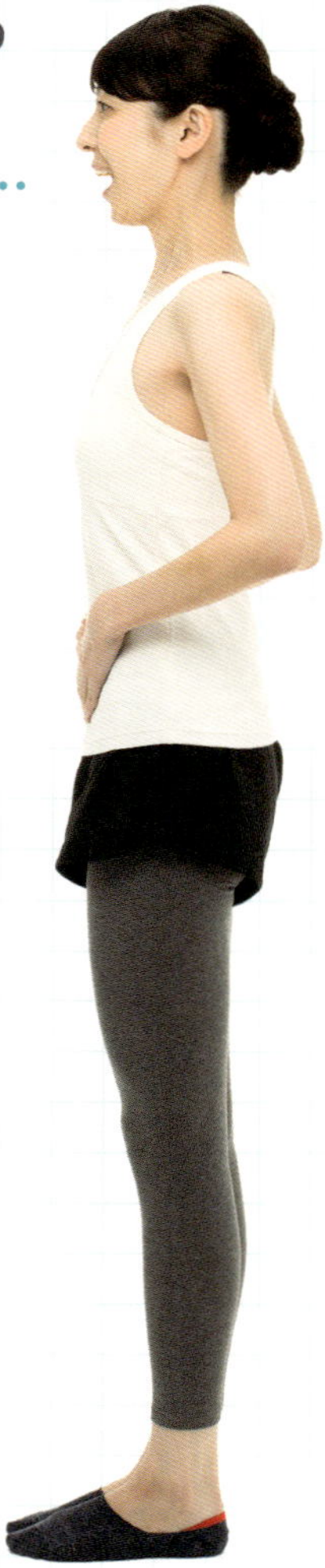

好きな歌を１フレーズずつ１呼吸で歌いきります。息をケチりながら、小さな声でもOK。息もれがないように100％声にするつもりで歌いましょう。

2 1フレーズを歌いきる

フレーズの最後まで苦しくても歌いきります。息を吸うときは、歌のリズムに合わなくても、ゆっくり吸ってOK。これを1分間続けます。

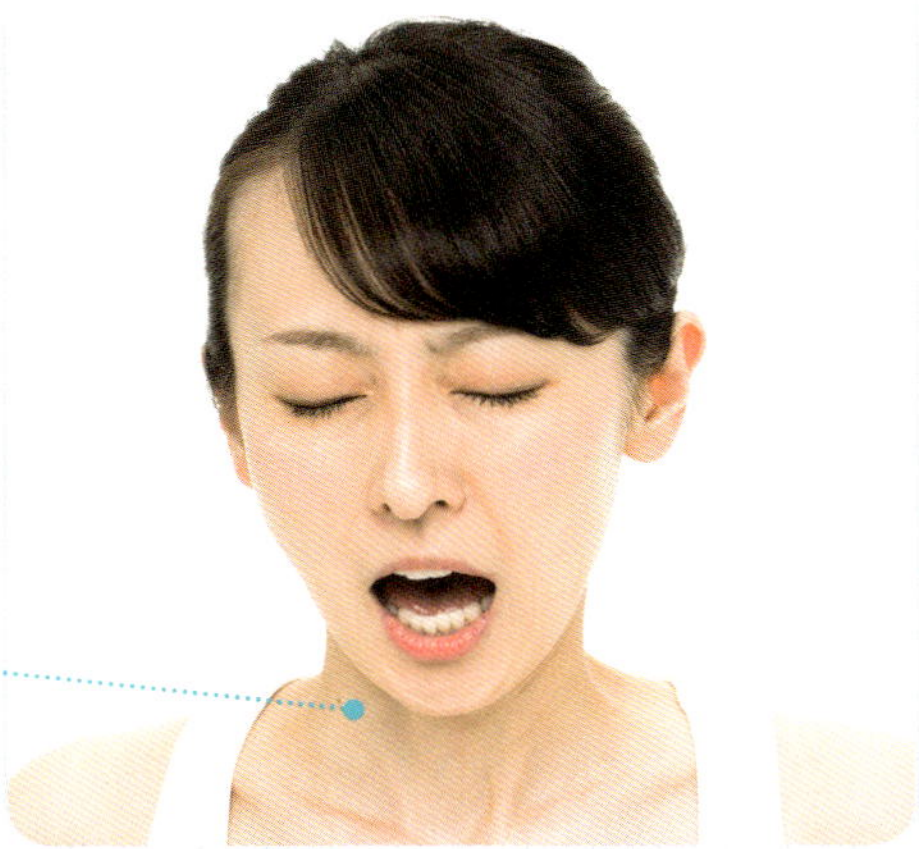
苦しいと余計な力が入るので、なるべく力を抜く

memo

歌うだけで飲み込み力UP

歌うことは、実は次のようなのどトレ要素を含む、「誤嚥予防に効く娯楽」です。

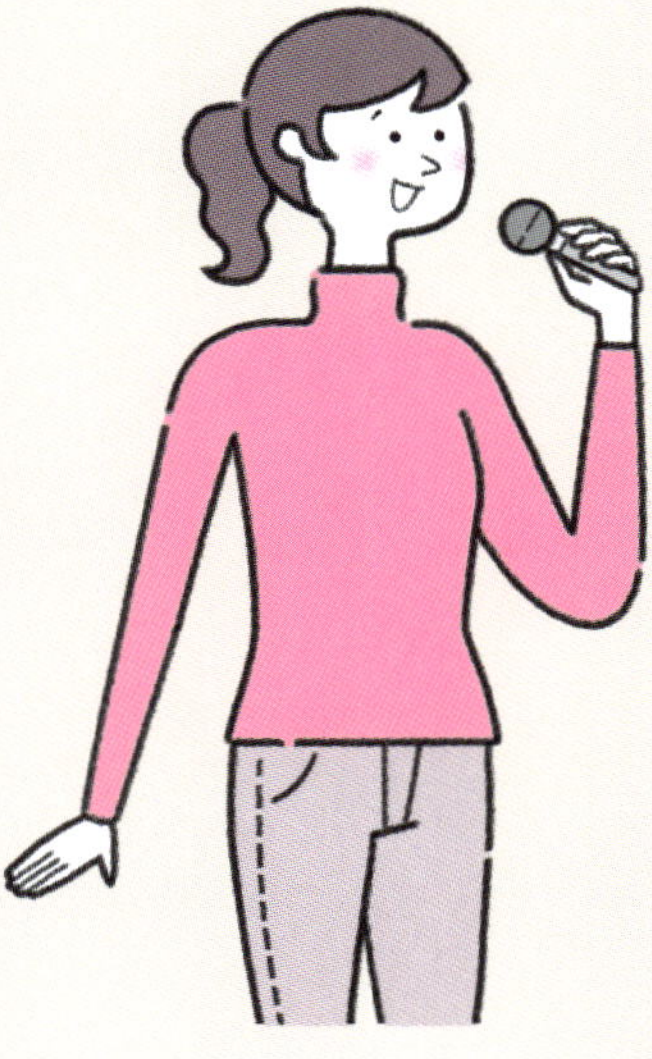

- 腹式呼吸で腹筋・背筋力UP
- 息を吐ききると呼吸する力UP
- 高〜低音の発声で喉頭周辺への刺激になる
- 歌詞をはっきり美しく発音することで、口周りや舌の筋肉・器用さがUPする

POINT

- 胸の周りの筋肉がかたいままだと、肺が縮み、呼吸をしても肺が十分に膨らみません。
- 体を左右にひねることで、胸の前（肋骨の間）、後ろ（肩甲骨の下あたり）などをほぐしてやわらかくします。

ゴホン力
トレーニング
TRAINING
初級編②

羽ばたき体操

1 頭の後ろで手を組む

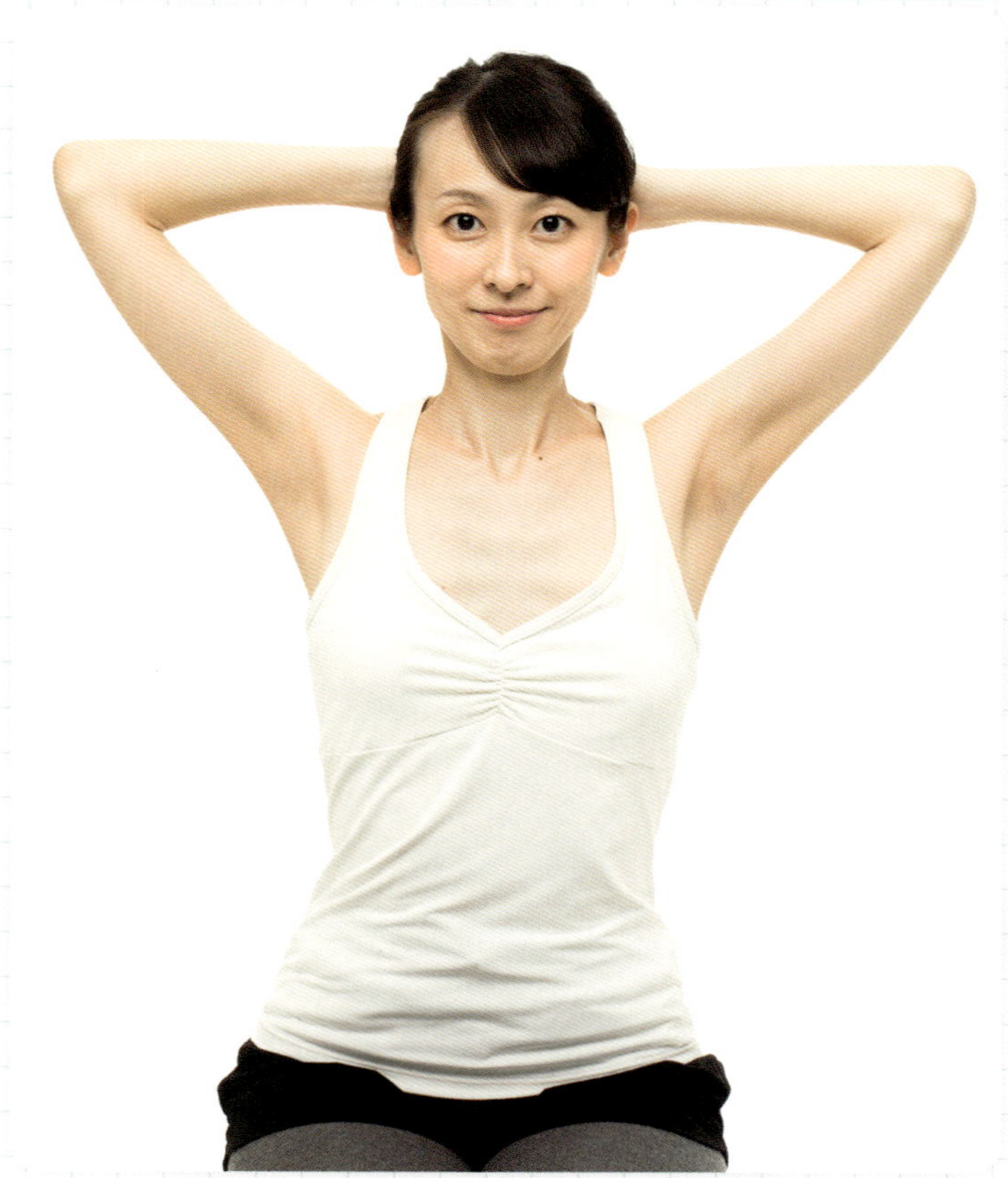

ひじを開くように、頭の後ろで手を組みます。
肩甲骨を中央に寄せる感じで胸を張りましょう。

2 体を左右にひねる

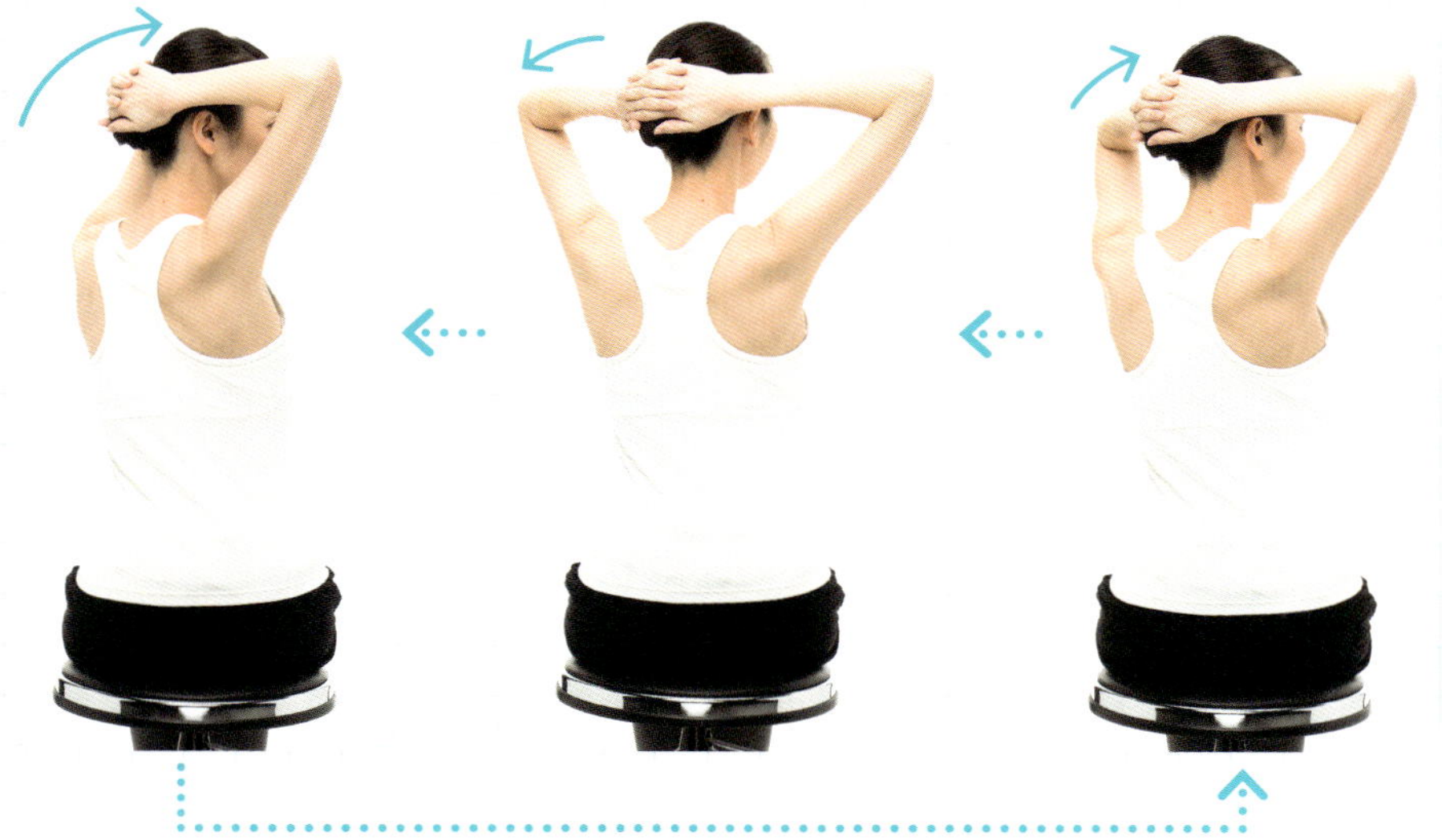

腰が回らないように注意しながら、左右に体をひねります。軽くひねったあとで少し戻し、再度ひねるようにします。このまま息を止めずに5秒間キープ。左右3回ずつ行います。

これは NG

腰から回っている

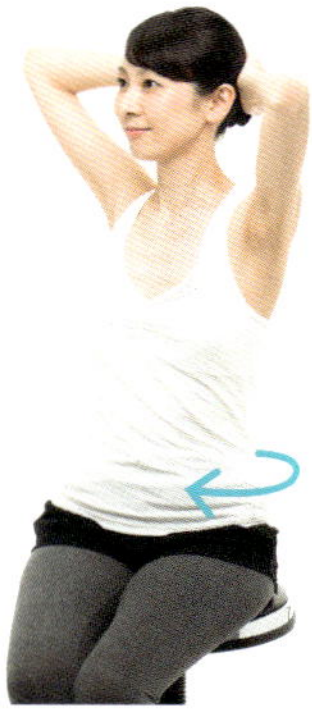

体を左右にひねるときに、腰も一緒に回ってしまうと、肋骨の間がひろがらないので、トレーニングの効果が期待できません。腰はしっかり固定して、上半身の上の方だけが回転するように意識して取り組みましょう。

ゴホンカ
トレーニング
TRAINING
中級編 1

「ガ・ガ・ガ」発声トレーニング

POINT

- 腹式呼吸で腹筋・背筋が鍛えられ、息を瞬発的に吐き出す力がつきます。
- 連続して声を出すことで、息を吸うことなく咳をする力を鍛えます。
- 「ガ」の発声時、舌の奥に力を入れて行うと、ベロ力も一緒に鍛えられます。

1 おなかに手を当てる

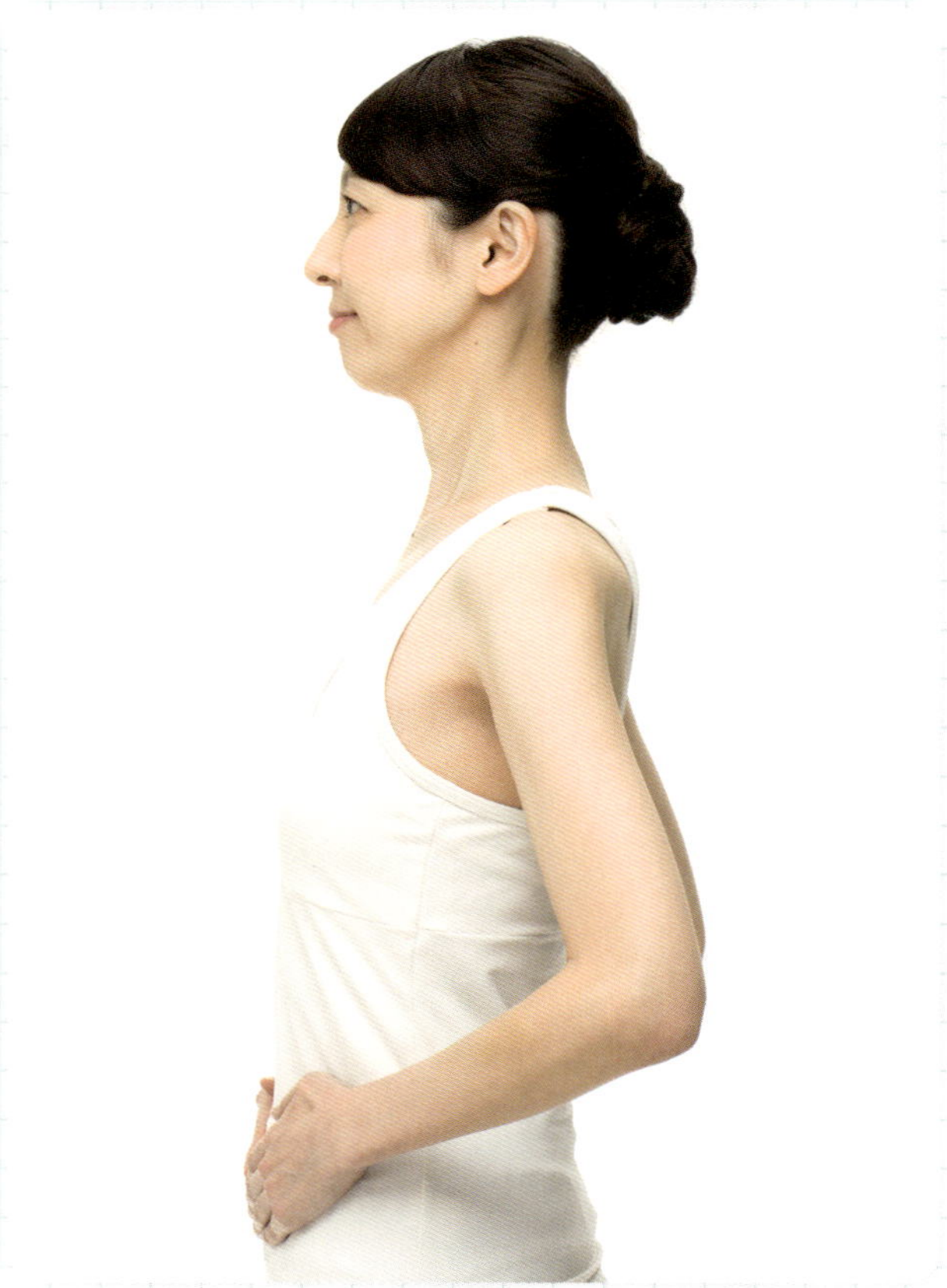

両手をおへその下あたりに当てて、リラックスして立ちます。

2 強く息を吐きながら「ガッ、ガッ、ガッ」と発声

息を大きく吸わずに、息を強く吐きながら、声が鼻にかからないように「ガッ、ガッ、ガッ」と発声します。息が続かなくなるまで行い、息を整えてくり返します。1分間行います。

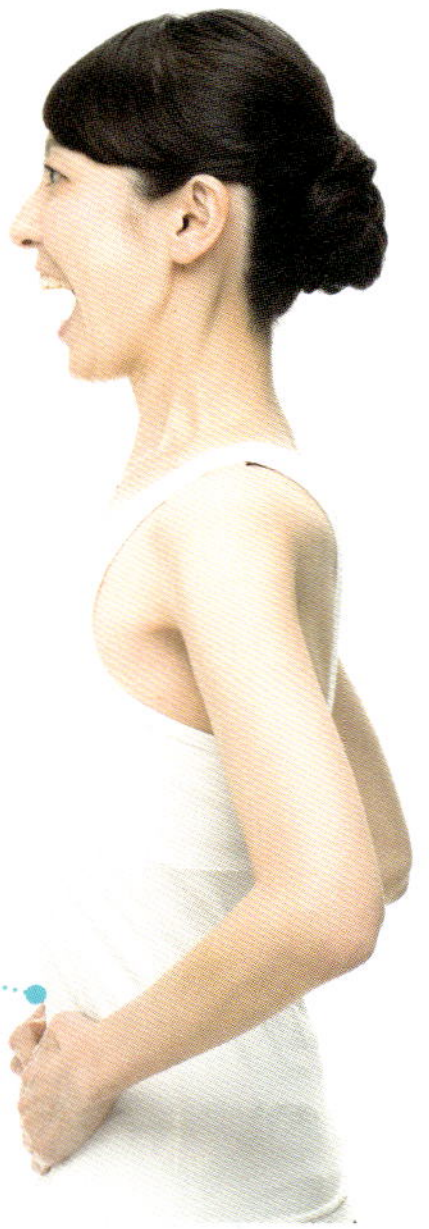

発声するときにおなかが引っ込めばOK

これは NG

腹筋が動いていない

腹式呼吸ができていると腹筋・背筋が鍛えられます。腹式呼吸は息を吸うときにおなかが膨らみ、息を吐くときにへこみます。おなかが動かず肩が上下している場合は胸式呼吸。腹筋・背筋はあまり鍛えられません。

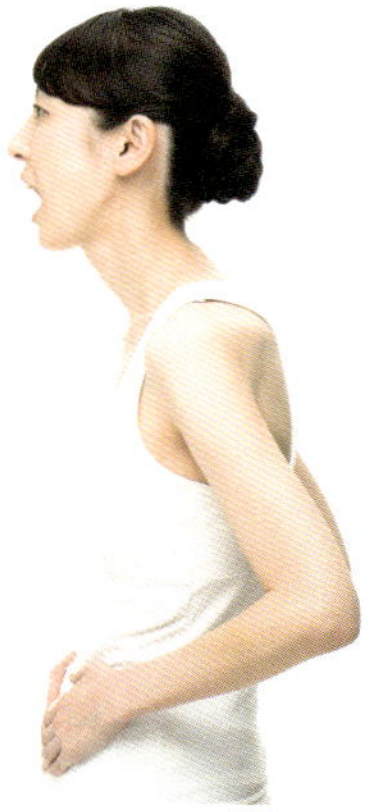

ゴホンカ
トレーニング
TRAINING
中級編②

片腕上げストレッチ

POINT

- 腕を上げることで肩甲骨が動き、肺がひろがりやすくなります。これにより、呼吸する力がUPします。
- 腕を上げることでより背《せ》筋《すじ》が伸びて理想的な姿勢になります。

1 いすに浅く腰かける

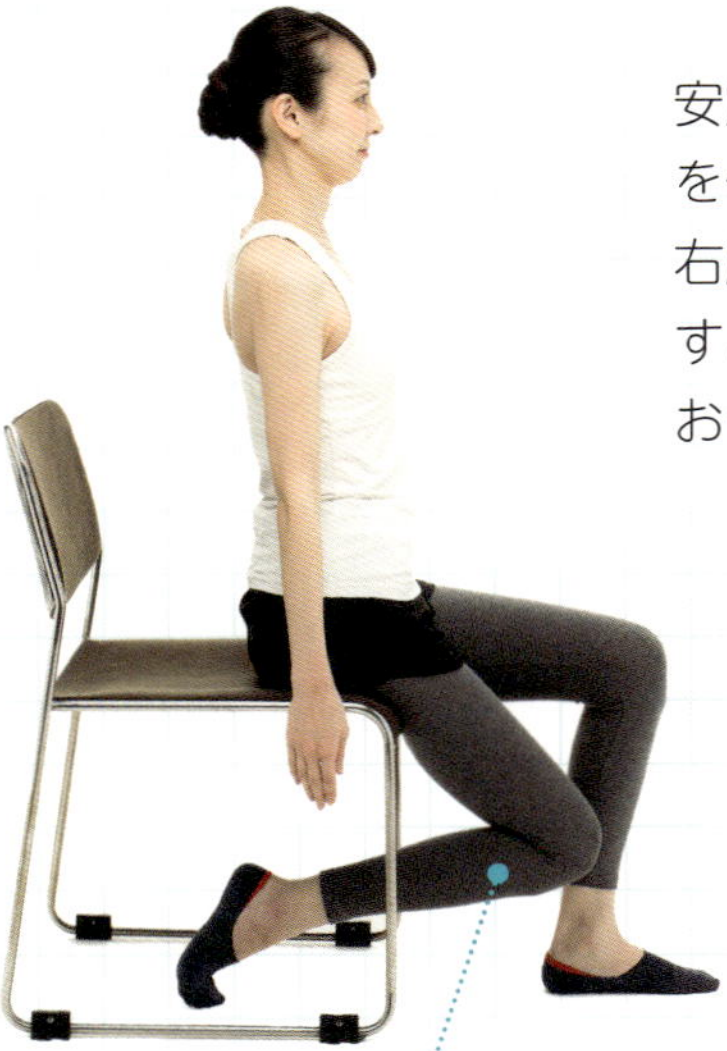

安定のよいいすに背筋を伸ばして浅く腰かけ、右脚のひざを落とします。腕は両側に下げておきます。

脚を引くと骨盤が立ち、姿勢がよくなる

2 ゆっくりと右腕を上げる

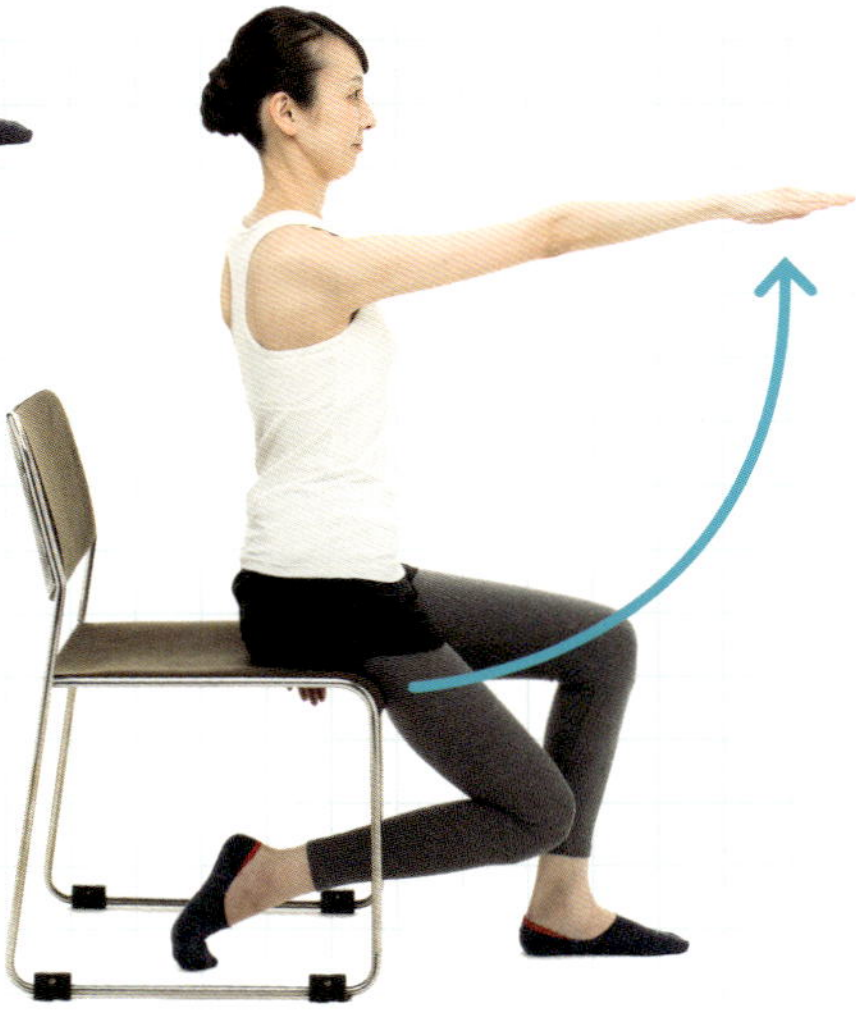

右腕をゆっくりと上げます。内側に寄りすぎたり、外側に開いてし　ないように注意しましょう。

3 真上まで腕を上げた状態でキープする

右腕を伸ばしたまま真上まで上げます。背中もおなかも伸びていることを意識しましょう。頭の重みは胴の上に。息を止めずに10秒間キープしたら、ゆっくり腕を下げ3秒間休み、これを左右2回ずつ行います。

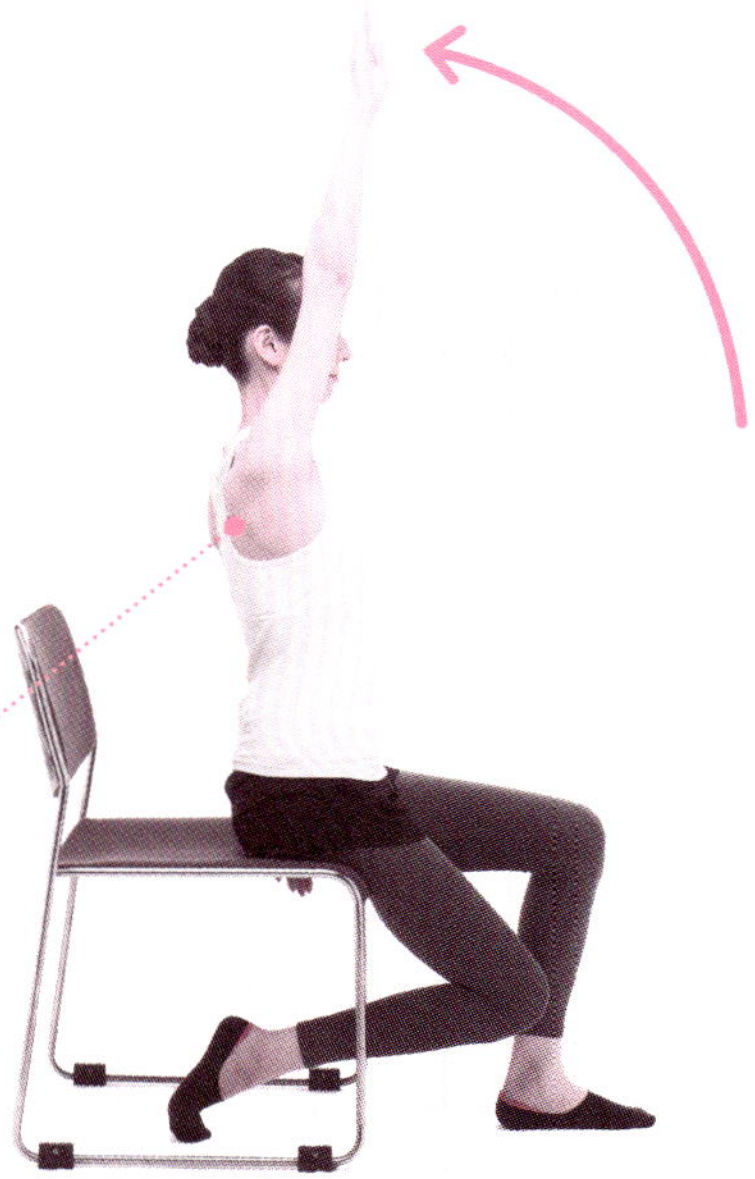

これは NG

背筋が伸びていない

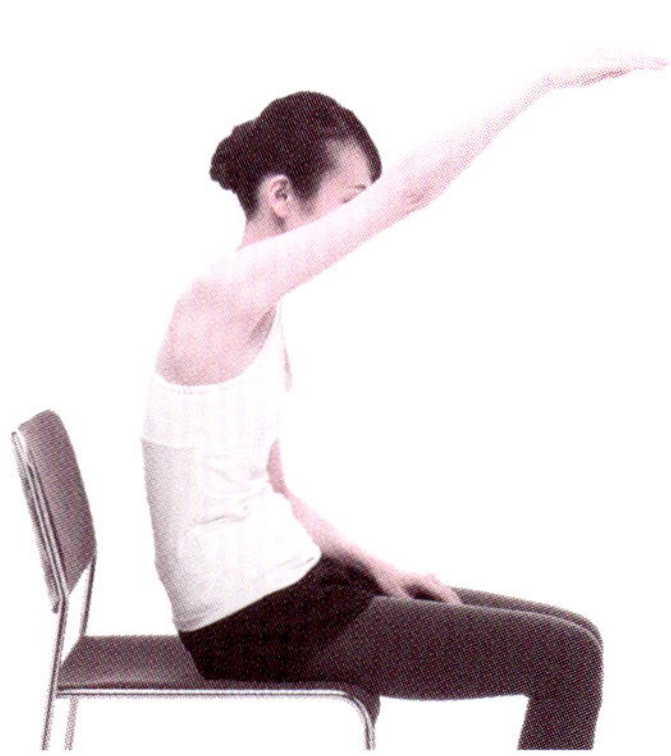

背筋が伸びていないと肺がひろがらなくなります。

指先だけが伸びている

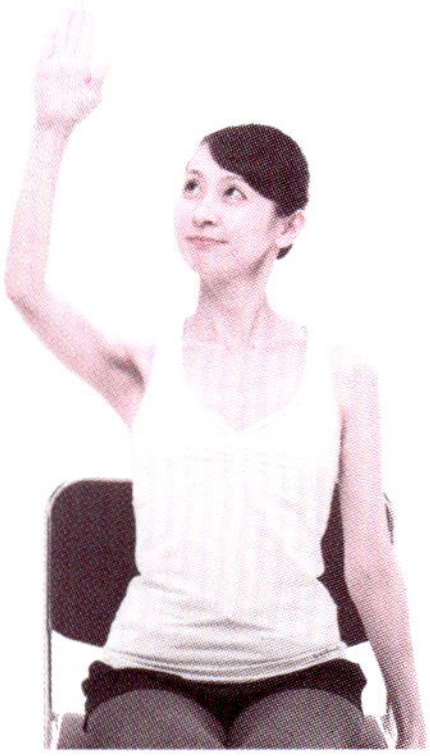

指先よりも肩甲骨が動いていることを意識しましょう。

歯みがきついでトレーニング1

TRAINING

電動歯ブラシでブラッシング

- 電動歯ブラシを使うことで、ほおや舌、歯ぐきなどがマッサージされ、口が柔軟に動くようになるので、モグモグ力が高まります。
- 振動でほおの奥の唾液腺が刺激され、ウルルン力も上がります。

全体をていねいにブラッシング

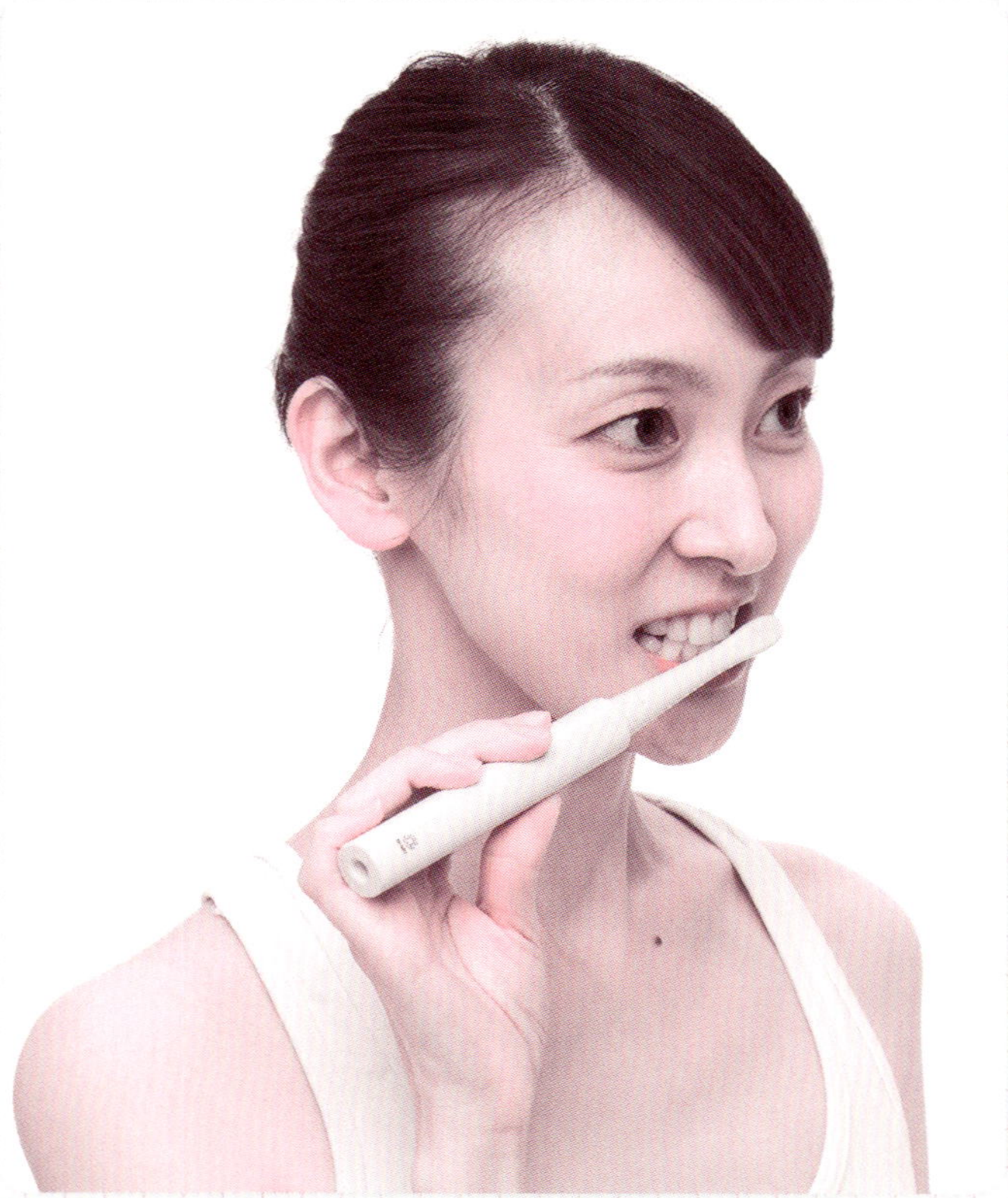

電動歯ブラシを使って、ていねいに歯みがきをします。みがく歯が偏らないように気をつけながら、全体を1分間みがきます。

歯みがきついでトレーニング②

TRAINING

歯間ブラッシング

●歯間ブラシで奥歯までていねいにブラッシングをするときに、口を大きく開けたり、唇を持ち上げたりする必要があるため、口の周りの筋肉の柔軟性が上がり、モグモグ力UPにつながります。

歯間ブラシでていねいにそうじする

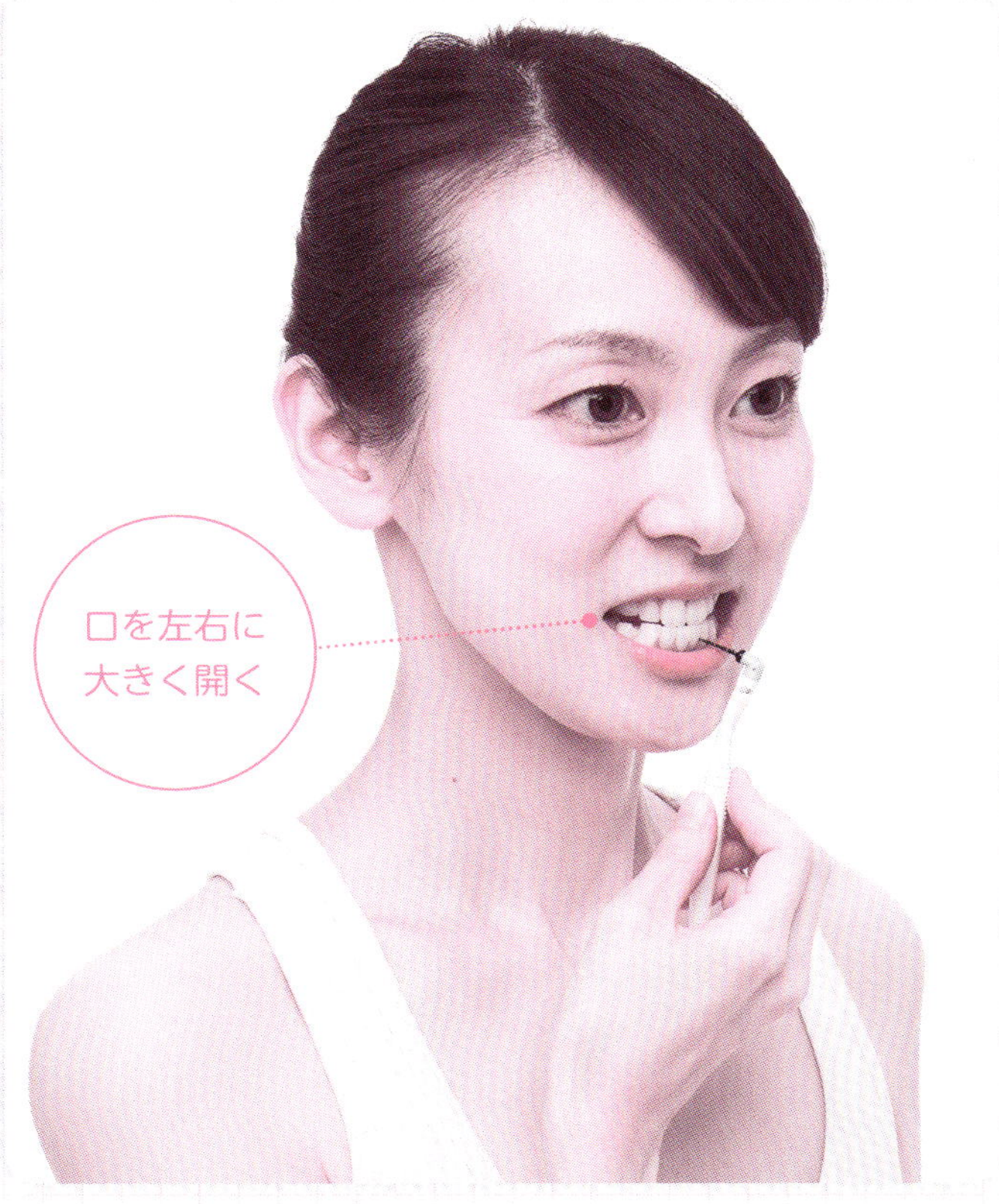

前歯から奥歯まで歯間のひとつひとつをそうじします。ブラシを動かしやすいように、ほおや口周りに力を入れてしっかりと口を開きます。

歯みがきついでトレーニング③

TRAINING

舌ブラッシング

- 口内細菌増殖のもとになる「舌苔《ぜったい》」を取り除き、誤嚥性肺炎のリスクを減らします。口臭を防ぐ効果も期待できます。
- 毎日行うと舌が傷つき余計に汚れるもとになるので、舌の汚れが気になったときだけ優しく取り除きます。

専用ブラシで舌を優しくブラッシング

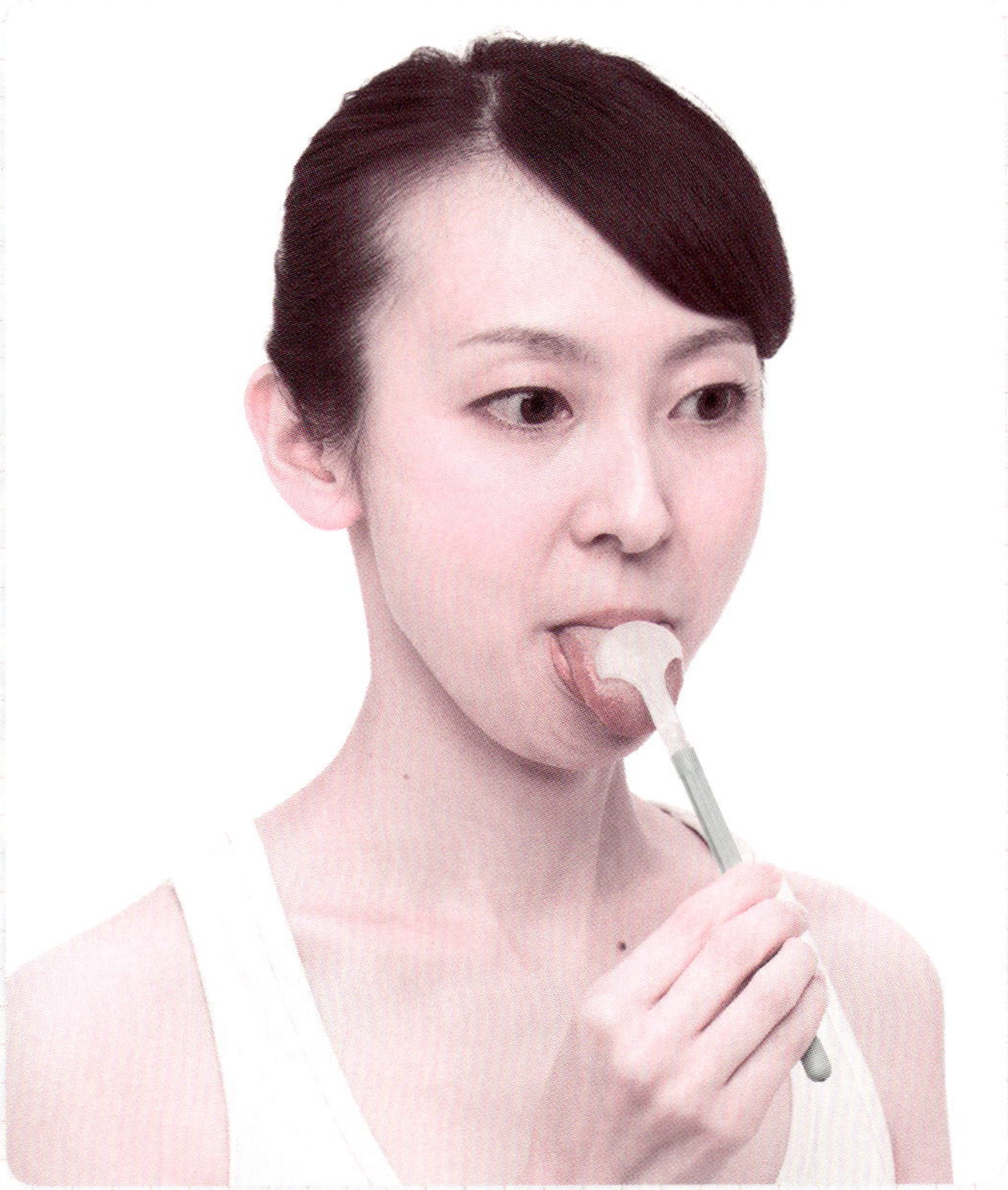

舌を出し、白みが強いところを鏡で確認します。濡らした舌ブラシを奥から先端に向けて軽く引きます。息を止めておくとオエッとなりにくくなります。

歯みがきついでトレーニング④

TRAINING

水含みトレーニング

- 水を口に含んだまま保持することで、唇をしっかり閉じたままにしておける力が鍛えられ、モグモグ力・ベロ力がUPします。
- 歯みがきの仕上げに、水の代わりに口腔リンスを使用してもOKです。

水を口に含んだままで 30 秒間キープする

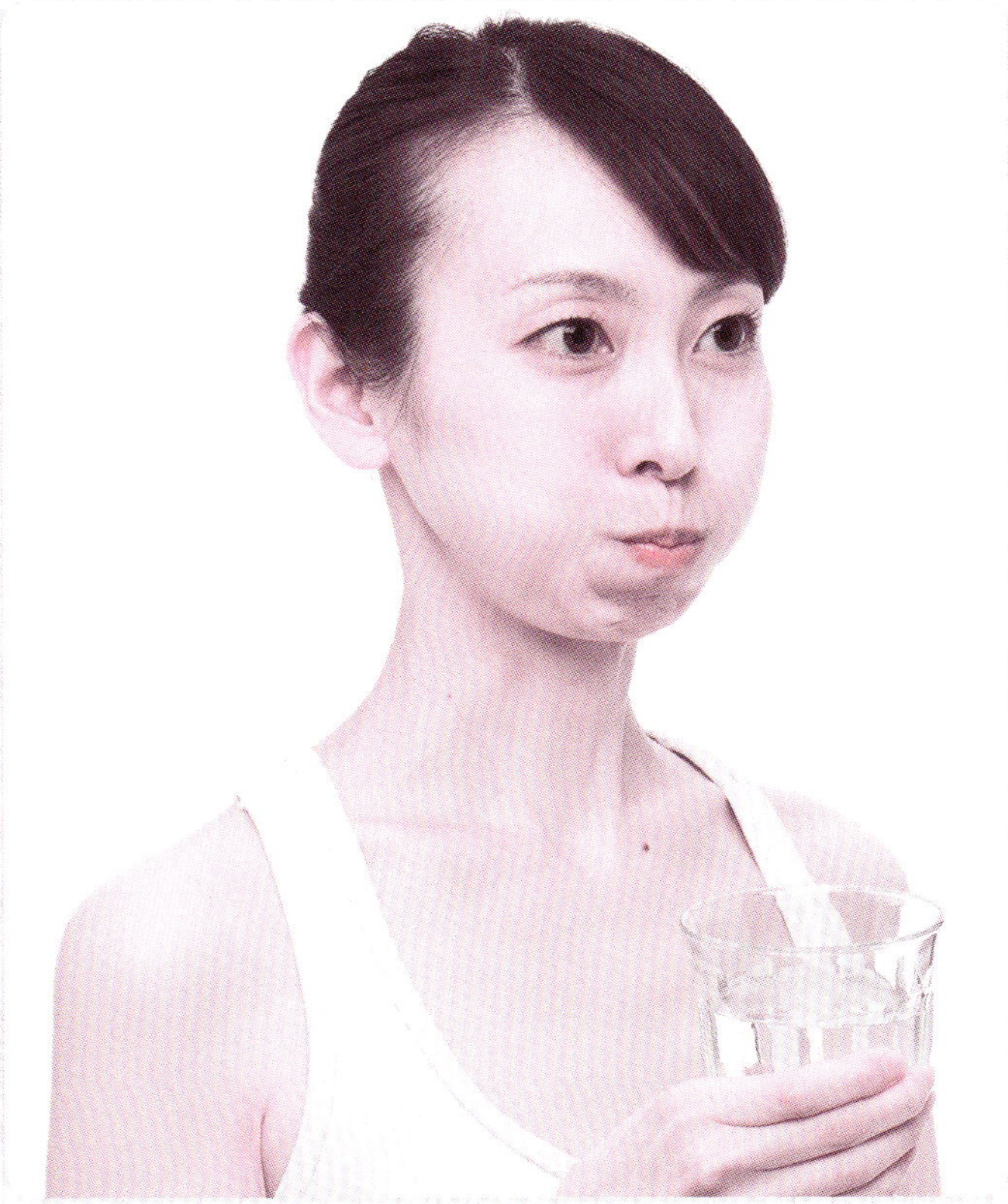

水を口に含みそのまま30秒間保持。これを2回行います。唇はしっかり閉じること。できれば前歯と唇の間にも水を入れましょう。

歯みがきついでトレーニング⑤

TRAINING

うがいde歯みがき

POINT

- うがいもていねいにすると、モグモグ力・ベロ力が鍛えられます。
- 中からの水圧に負けないように口を閉じる力を鍛えることでも、モグモグ力・ベロ力がつきます。

1 水を口に含む

少量の水を口に含みます。口いっぱいになる量では多過ぎてかえってやりづらくなります。

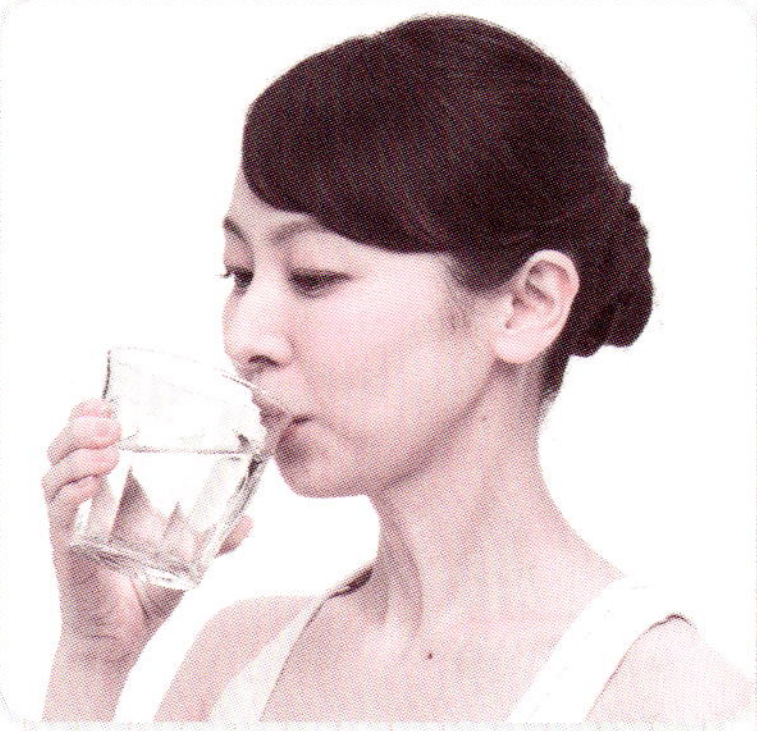

2 口全体でうがいをする

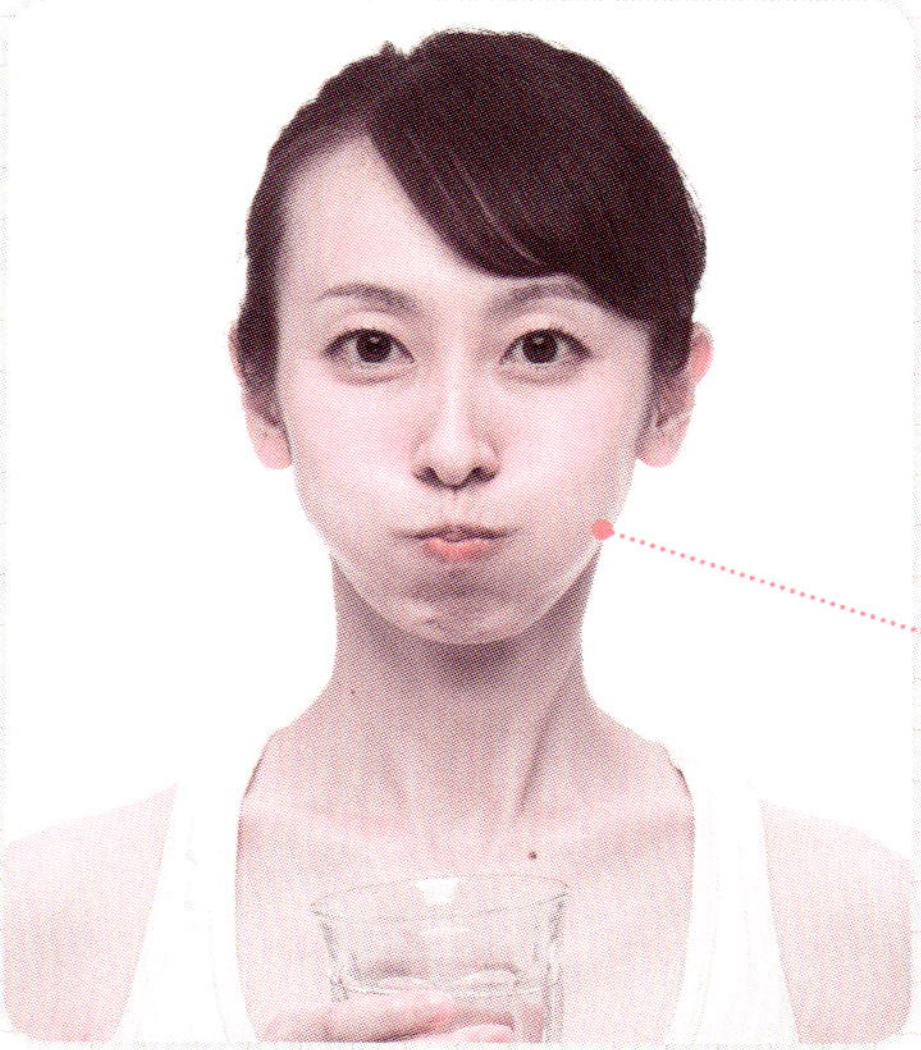

ほおに力を入れる

水で口全体の汚れを洗い落とすように、ほおに力を入れ、20秒間程度口全体のうがいをし水を出します。

3 左右それぞれのほおに水を寄せてうがいをする

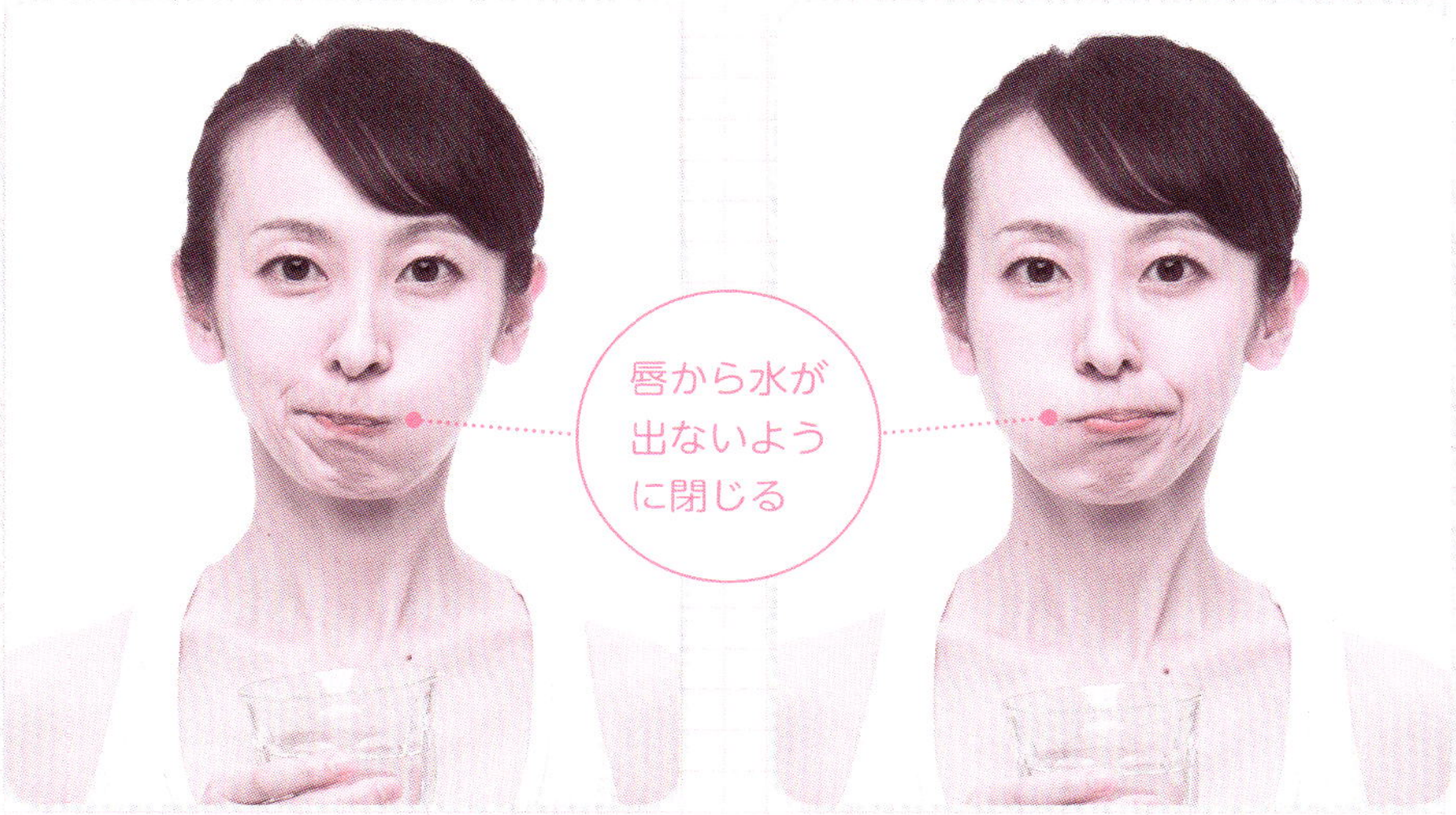

新たに口に入れた水を片側に寄せ、そちら側の歯の食べかすや汚れを落とすようにうがいをします。左右10秒間ずつ行い、水を出します。

4 上下の歯と唇の間に水を入れてうがいをする

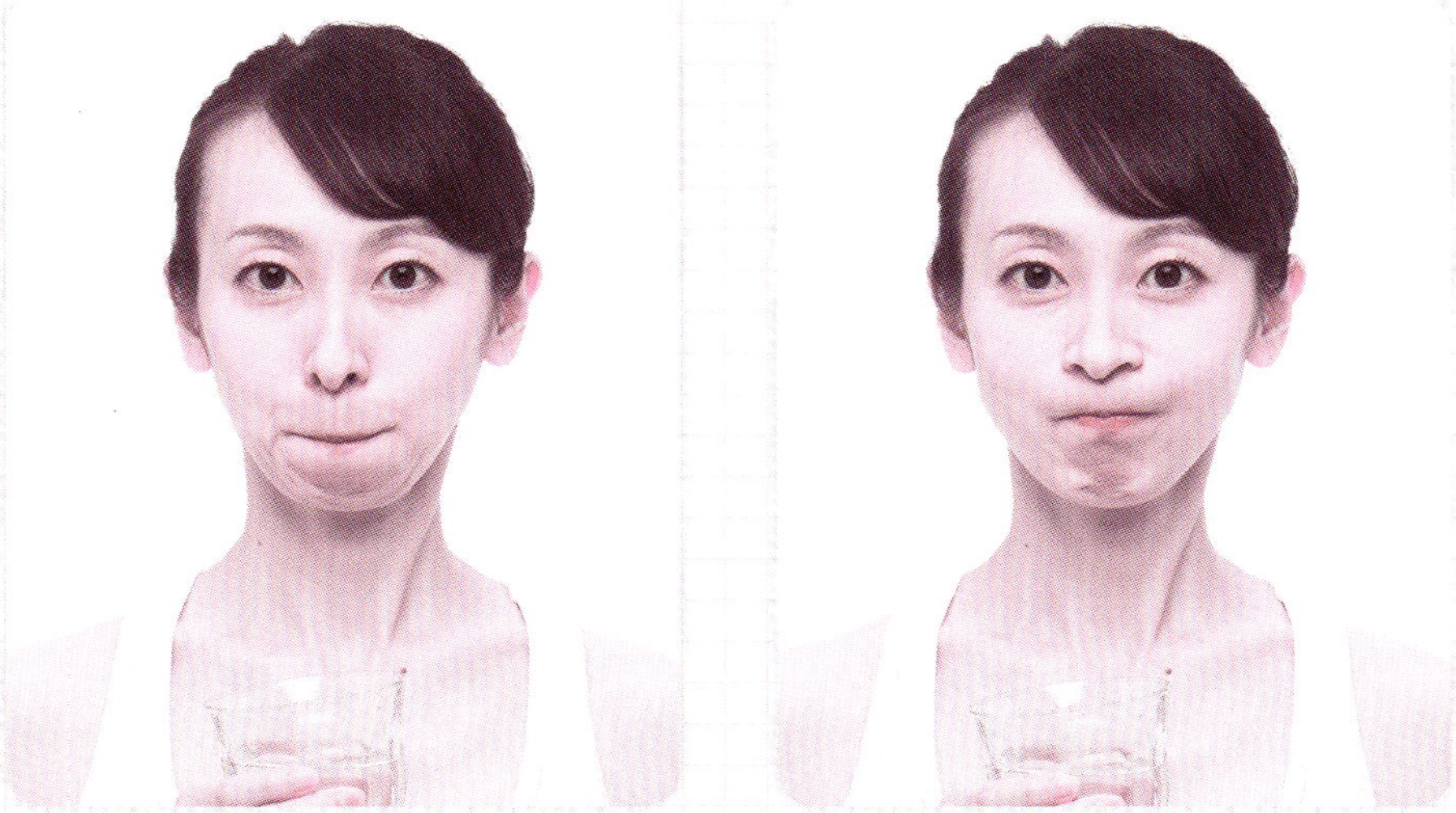

前歯と唇の間に水を入れ、水圧で前歯の間の食べかすを落とすイメージでうがいをします。上下に分けて10秒間ずつ行い、水を出します。

歯みがきついでトレーニング❻

TRAINING

歯ブラシ裏側マッサージ

- 「ほっぺた筋トレ」（P.42）と同じように、ほおの筋肉が鍛えられて、モグモグ力が上がります。
- 唾液腺が刺激されるので、唾液を分泌するウルルン力が上がることも期待できます。

歯ブラシの背でほおの内側を押す

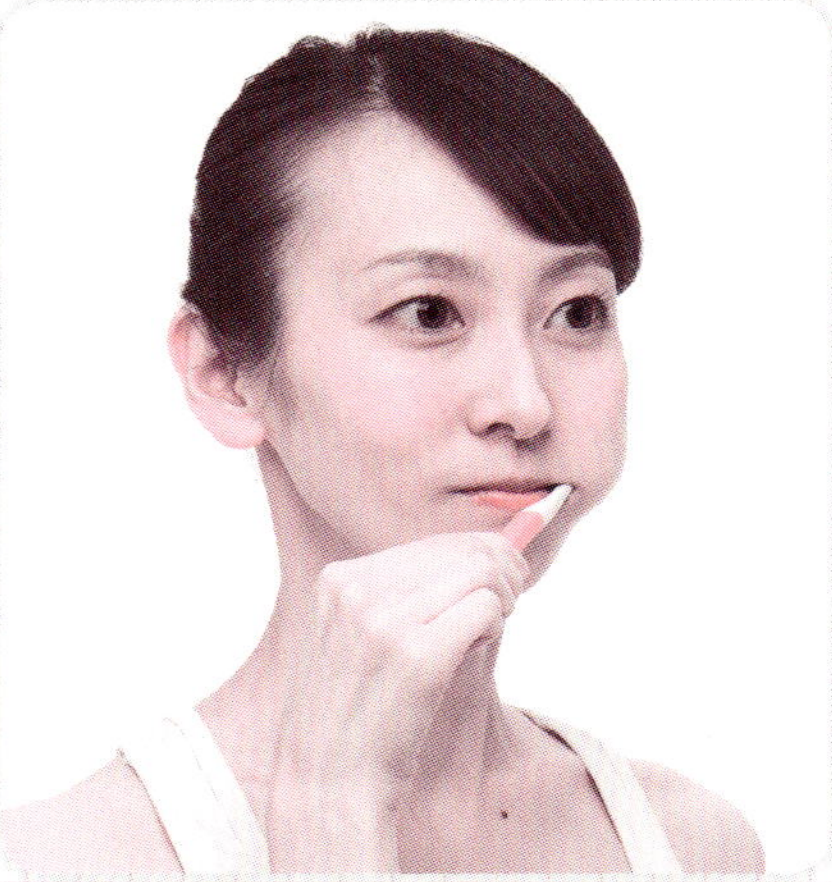

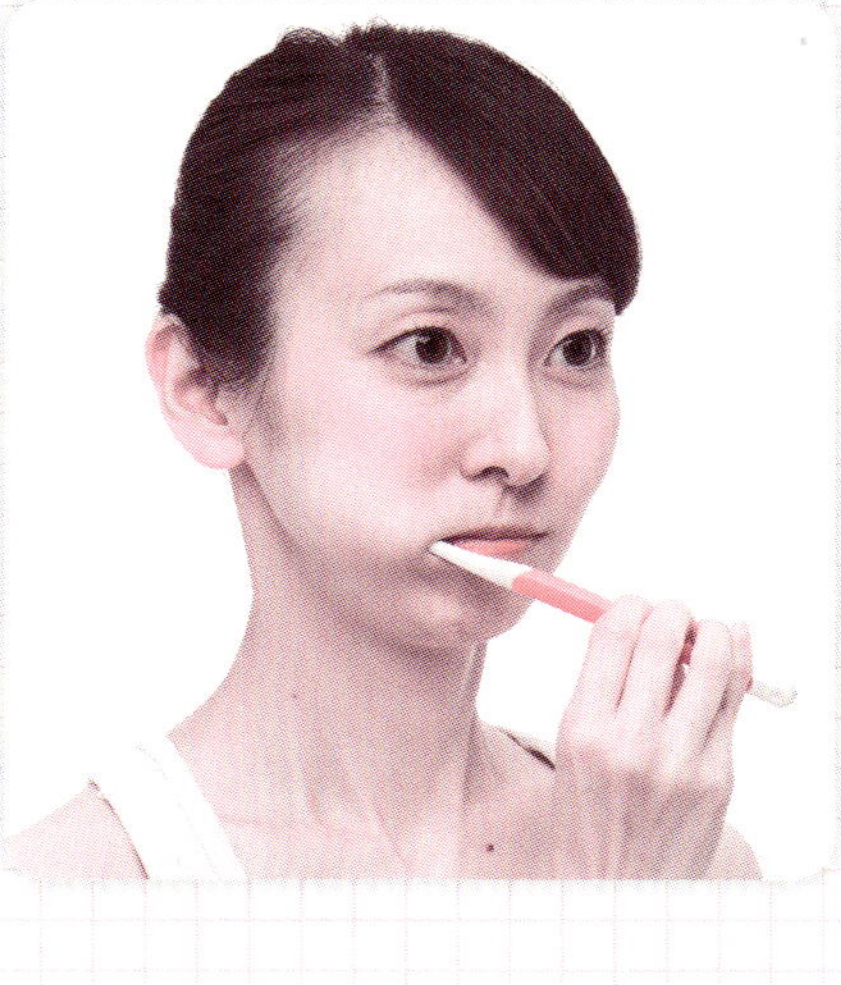

歯ブラシの背で、ほおの内側を押し、ほおの力で押し戻します。位置を変えながら、左右30秒間ずつ行います。電動歯ブラシでもOKです。

歯みがきついでトレーニング⑦

TRAINING

咽頭クリーニング

- 息を強く吐いてのどに残留している食べ物や、歯みがき時に残った水分などを完全に吐き出すことで、ゴホン力を鍛えます。
- 咽頭がきれいになり、誤嚥性肺炎のリスクを減らします。

痰を吐くようにのどの奥から吐き出す

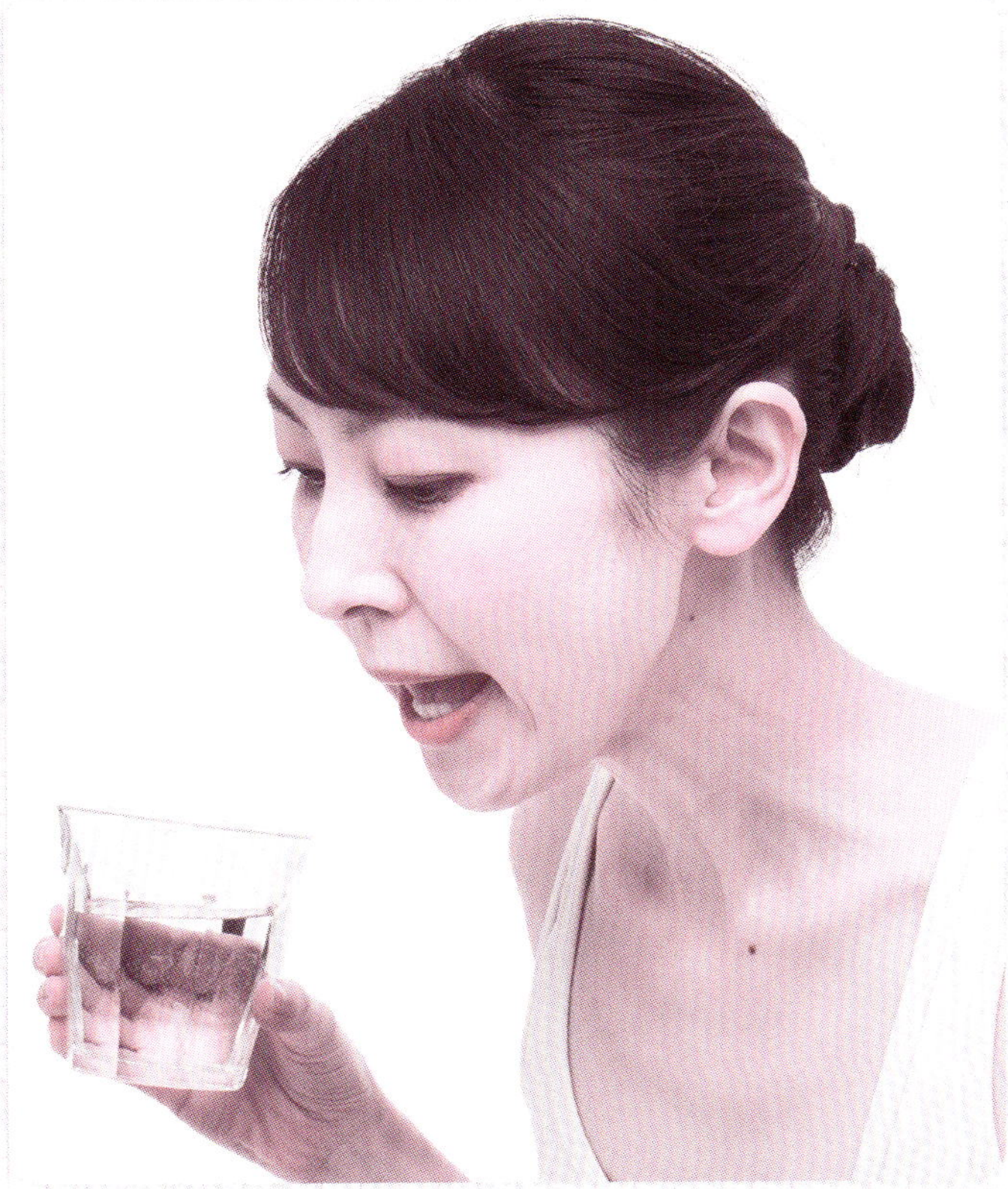

水を口に含んで「カーッ、ペッ」と強く吐き、のどの奥の異物や水分を吐き出します。のどに何も残っていない状態になるまでくり返します。

column

夜の口・のどそうじで誤嚥性肺炎予防！

誤嚥性肺炎は、実は夜間のできごとが原因で起こることも少なくありません。寝ている間に唾液やのどに残った小さな食べ物のかすが気管に入り込んでしまい、後日炎症を起こして誤嚥性肺炎が発症するのです。

これを防ぐためには、寝る直前に口とのどをキレイにしておくのが効果的です。そのため、寝る前に必ず口の中のそうじをする習慣をつけましょう。

夜、寝る前に入れ歯を外していても、上記の観点からすれば、「口みがき」「のどそうじ」が大切です。入れ歯を外した後は、口の中は粘膜のみ。優しく汚れを取り除き、清潔にしておきましょう。

飲み込みの調子が悪いと思ったら、とくに口の中を清潔にするように気をつけましょう

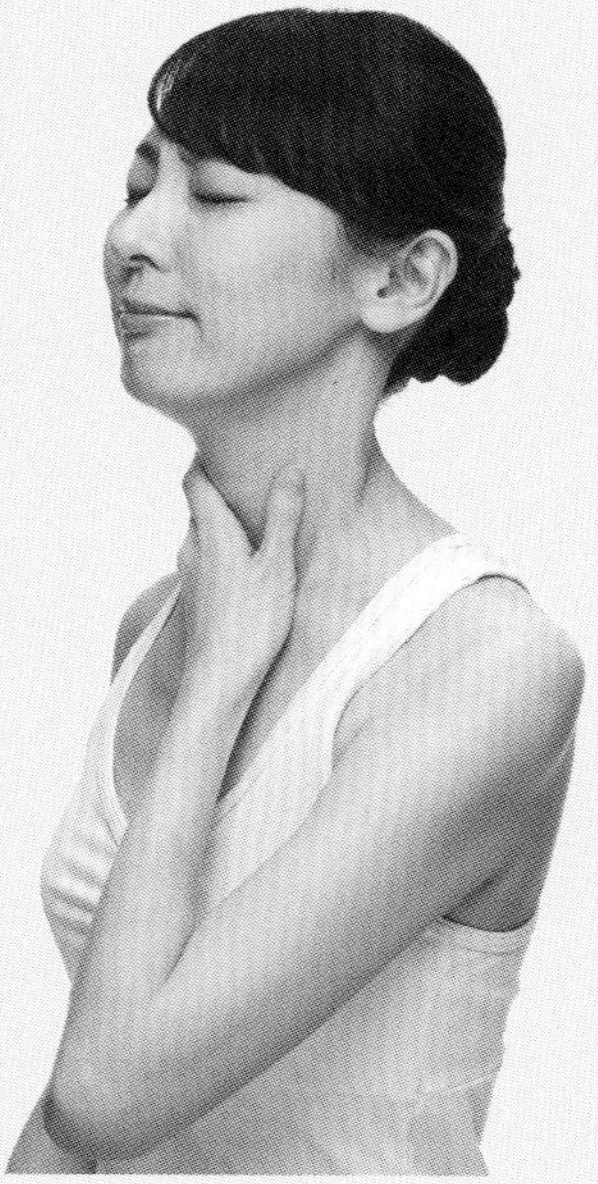

第3章

誤嚥を防ぐ食べ物・食べ方テクニック！

　食べ物・飲み物のなかでも、その形状ややわらかさ、のどへ入るスピードなどによって、飲み込みやすいもの、飲み込みづらいものがあります。また、複数の飲食物の組み合わせによって、誤嚥しやすくなることもあれば、反対に飲み込みやすくすることもできます。さらに、どんな食べ方をするかによっても、誤嚥を招くこともあれば、反対に誤嚥を防ぐこともできるんです。

　この章では、毎日の食事のシーンで役立つ誤嚥予防の知識と工夫をご紹介します。

食べ物・食べ方が誤嚥を招く？

食べ物・食べ方を意識して誤嚥リスクを低減

　これまで述べてきたとおり、正しい嚥下は、複数の器官がタイミングよく動き、連動することで成功します。しかし、実際の食事のシーンでは、飲食物や食べる環境は食事ごとにちがうもの。さまざまなバリエーションがあるのに、加齢により対応しづらくなっているのです。一方では、今まで慣れている食べ物や食べ方でさえも、徐々に難易度が上がっていきます。

　でも、食事のとき、咀嚼・嚥下のｓｔｅｐ1～5（P.16～21）を、毎回1段階ずつ行う人はほとんどいません。元気なときはモグモグモグと最小限しか咀嚼せず、まだ食べ物が嚥下に最適な状態でなくても嚥下してしまいます。

　つまり、**無意識に食べている場合は、少ない労力で「やわらかいかたまりの状態」になる食べ物が、飲み込みやすく「誤嚥しにくい食べ物」といえる**のです。

　反対に、**多少飲み込みづらいものであっても、「誤嚥しにくい食べ方」を意識**

POINT

- 食べ物・食べ方で嚥下の難易度は変わる。
- 嚥下しにくい食べ物の知識で誤嚥防止！

することで、嚥下を成功しやすくすることができます。

まずは食べる能力維持を！

本書を読んでいる皆さんは、まだまだ元気に食事をされている方が多いと思います。本章では、誤嚥のリスクが高い食べ物や食べ方もご紹介しますが、まだ咀嚼・嚥下能力が高い方は、それらを過剰に避ける必要はありません。むしろ、誤嚥予防を心がけて実践しながら、**いろいろなものを積極的に、しっかりと食べることによって「食べる能力」を維持することが重要**になります。また、同時にバランスよくたっぷりと栄養をとることで、体力を落とさないように心がけることを忘れないようにしましょう。

一方、第2章のチェックリスト（P.33）などで気になる項目がある方は、本章でご紹介するような、誤嚥しやすい飲食物や食べ方に注意をする必要があります。本章では、飲み込みの失敗を予防するためのさまざまな方法を紹介しますので、実践してみてください。ただし、第2章のチェックリストで気になる項目があった人であっても、栄養をしっかりとることの重要性は変わりありません。栄養をしっかりとって、体力や飲み込む力を落とさないように心がけるようにしましょう。

ムセたら誤嚥している？

「ムセない誤嚥」が恐ろしい

食べているときの誤嚥のサインに「ムセ」があります。ムセは「気道防御反射」とよばれる反射のひとつ。食事中に激しくムセていると、その人が誤嚥しているかもしれないということがわかります。ところが、なかには**誤嚥をしてもムセない人もいる**のです。

たとえばよく誤嚥をしていたり、残留や喉頭侵入（P.22～23）が多いと異物を感じる力が鈍くなり、敏感な気道防御反射が起きず、ムセません。これを不顕性誤嚥といいます（P.22）。静かに誤嚥していて、気管や肺の異物をムセで出せないので、**誤嚥性肺炎が起こるリスクが非常に高まります**。そのような誤嚥があることも知っておきましょう。

ムセがきちんと出ている人は、誤嚥をしていても気道防御反射がはたらいているといえます。

POINT

- ムセなくても誤嚥していることがある。
- ムセても誤嚥していないことがある。
- 「ムセ＝誤嚥」ではない。

ムセにもいろいろ

年をとると、気道の防御反射が鈍くなるだけでなく、「ゴホン力」も低下します。そのため、ムセても、吐き出すことができなくて、咳払いくらいの小さい「ムセ」になってしまう方もいます。また、脳性麻痺などの疾患がある場合には、自分で「ムセるような感じ」があったとしても、しっかりとムセることができない場合もあります。

このように、ほかの人から見て、はっきりと「ムセがある」ということがわからないような「ムセ」も、決して少なくないのです。

では、ムセたらすべて誤嚥といえるのでしょうか。これも実はちがうのです。酢などのきつい匂いや煙を吸い込んだときにも、健康な人はムセ込みます。これらも誤嚥のときのムセと同じようにつらいものですが、これは気管に飲食物や唾液が入ったからではないため、誤嚥性肺炎の心配もありません(※)。

「ムセ」は、その人が誤嚥しているかもしれないという可能性を推し量るための重要なサインのひとつではあります。しかし、**必ずしも「ムセ＝誤嚥」とはいえない**こともしっかりと覚えておきましょう。

※酢を飲んだり、酢の物を食べたりした場合には、匂い、誤嚥の両方のムセの可能性があります。

咀嚼・嚥下には食べ物の「テクスチャー」が重要

テクスチャーを見極めて誤嚥を防止

食べ物には「かたい」「やわらかい」「なめらか」「ベタベタ」「パサパサ」「パラパラ」「サラサラ」「ツルツル」のような性質があります。こういった性質のことを「テクスチャー」といい、咀嚼や嚥下のしやすさに関係してきます。

咀嚼・嚥下がしやすい理想的なテクスチャーは、ゼリーやプリンのような口に入れてからのどを通るまでなめらかに動くものです。一方、たとえばパサパサのパンや、パラパラしている炒りゴマなどは、なかなかのどを通らなかったり、のどに張り付いてしまったりして、飲み込みにくいものです。

ただし、「飲み込みにくそう」と感じるものであっても、たとえばマヨネーズをかけてしっとりさせるなどの方法で、**飲み込みやすいテクスチャーに変えることもできます**。ほかにはドレッシングやあんかけもオススメです。

POINT

- 誤嚥の防止にはテクスチャーの見極めを。
- 理想的なテクスチャーはゼリーやプリン。
- 飲み込みにくい食べ物にはひと工夫。

卵を飲み込みやすくするコツ

ゆで卵

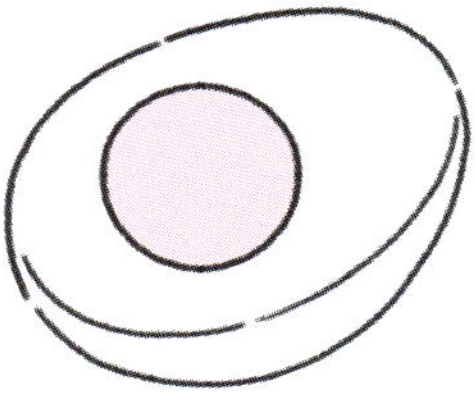

パサパサして飲み込みづらい

→ マヨネーズなどで和えてしっとりさせる

生卵

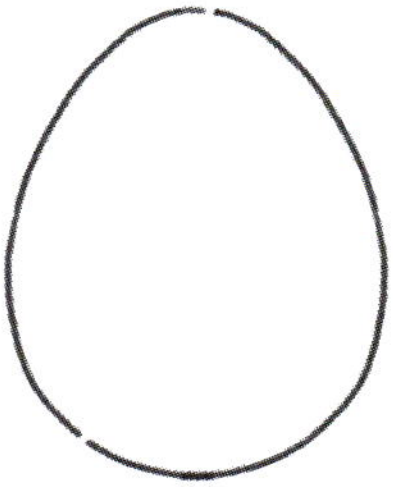

サラサラしていて誤嚥しやすい

→ 火を通して誤嚥しにくいテクスチャーにする

温泉卵

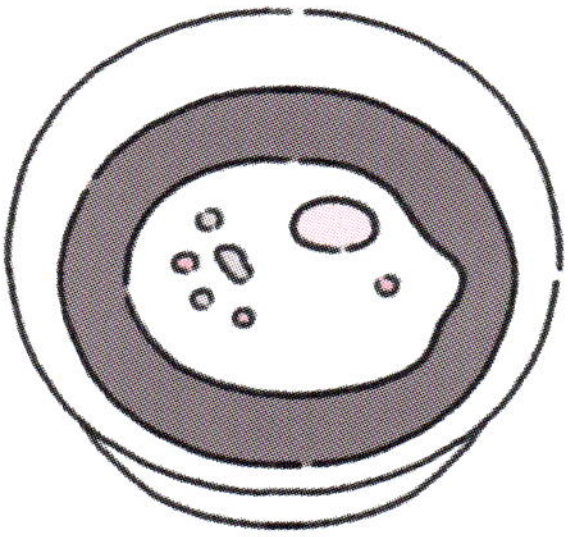

ツルッとして
飲み込みやすい

スクランブルエッグ

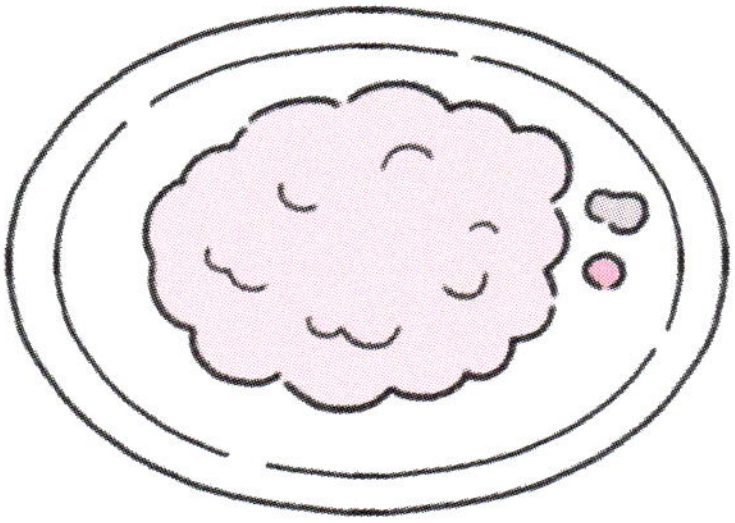

パサパサして飲み込みづらい

→
- 火を通しすぎないようにする
- ケチャップなどをかけてしっとりさせる

「テクスチャー」の混合食品は要注意

ひとつの食べ物に複数のテクスチャー

ひとつの食べ物でも、テクスチャーがひとつとはかぎりません。たとえば、みそ汁は汁（サラサラ）の中に、豆腐やワカメといった違ったテクスチャーが混じります。**のどは、ひとつのテクスチャーに合わせて準備をするため、こういったテクスチャーが混じった食べ物は、誤嚥要注意**です。水で薬を飲むときも同様に要注意です。

また、口の中で急に水分が出てくるミカンや高野豆腐も、水分に対してのどの準備ができていない場合が多いため、気をつけて食べましょう。

要注意食品などの飲み込みのコツ

水と薬

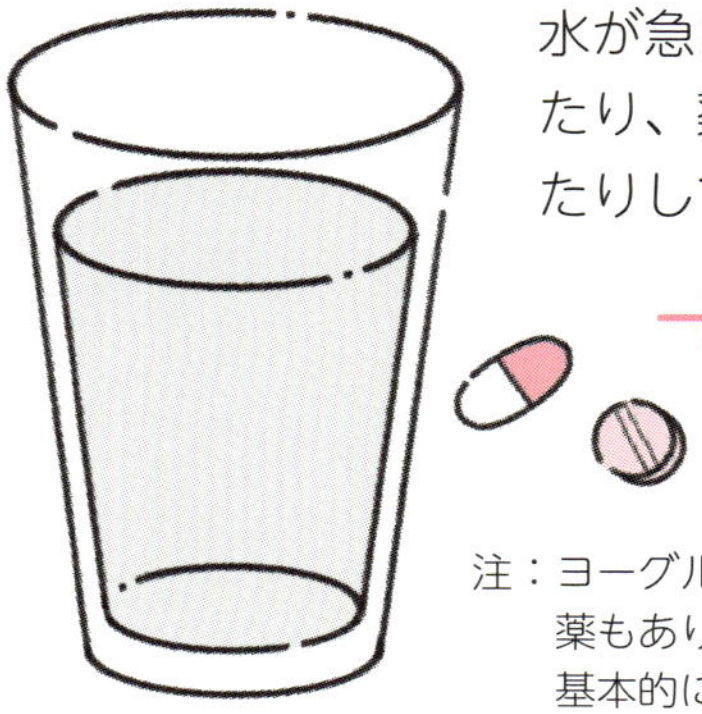

水が急にのどに入ってムセたり、薬がのどに張り付いたりして飲み込みにくい。

→ 1個ずつゼリーやヨーグルトでていねいに飲む。

注：ヨーグルトで飲むと効果が変わる薬もあります。薬は用法を守り、基本的には水で飲みましょう。

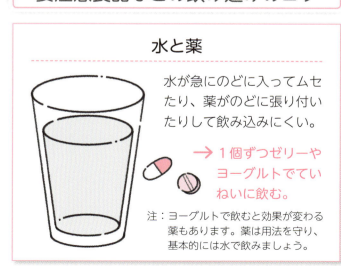

ミカン

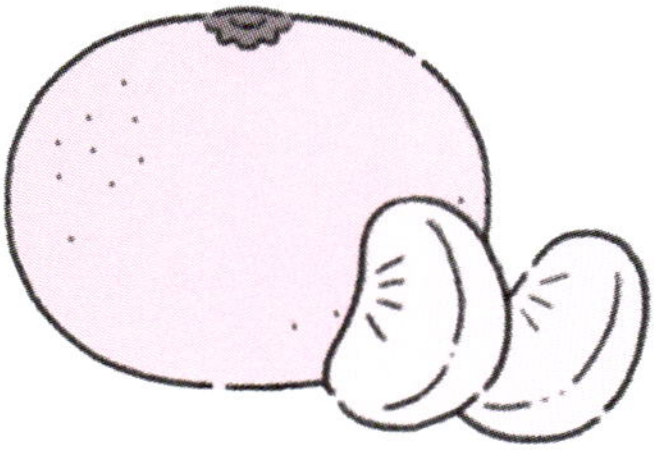

ミカンの小袋が破れ果肉と水分が急に出てきたり、酸っぱい刺激でムセやすい。

→少量ずつ口に入れ、話しながら食べない。

高野豆腐

多量の水分が出て、思いがけずのどに流れ込む。口の中でバサバサの豆腐・サラサラの出汁に分離して飲み込みにくい。

→噛み切るときにムセやすいので、小さく切って食べる。

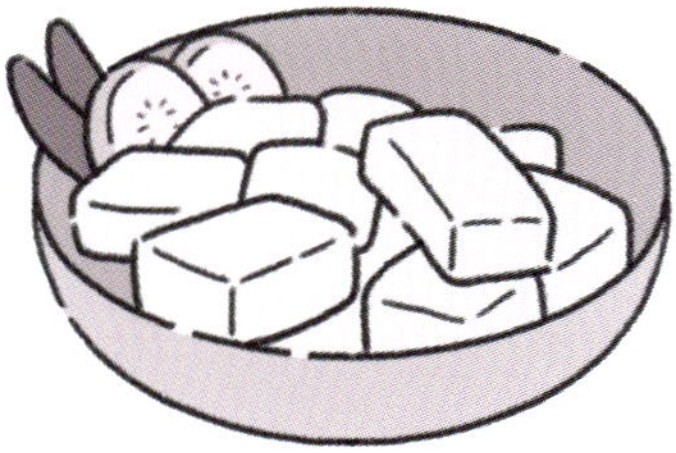

みそ汁

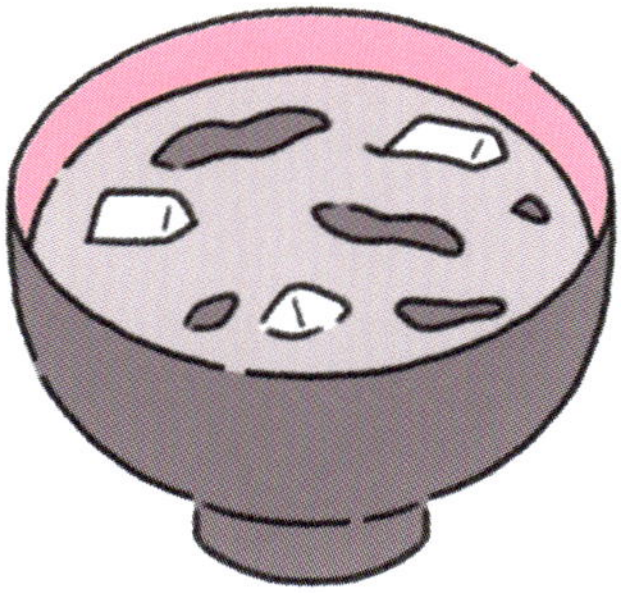

固形物の具と液体の汁を一緒に食べようとすると難易度高め。とくに豆腐・ワカメ・汁の取り合わせは、のどに落ちていくスピードがすべて異なる。

→具と汁を分けて食べる。

調理のひと工夫で誤嚥予防

誤嚥を防ぐ調理のポイント

誤嚥しやすい食べ物・メニューであったとしても、調理次第で誤嚥しにくいものにすることができます。次のポイントに気をつけて調理するように心がけましょう。

下ごしらえで噛みやすく：かたい・噛みづらいものは**隠し包丁を入れる**など噛みやすく下ごしらえを。

しっとりさせる調理法・加熱法を選ぶ：ゆで卵はパサパサですが、卵とじならしっとりします。**しっとり仕上がる調理法・加熱法を選びましょう。**

「つなぎ」でまとめる：パラパラのチャーハンもあんかけにすれば口の中でバラバラにならずつながります。**とろみのある調味料やソースをうまくつなぎに使いましょう。**

POINT

- 咀嚼しづらいものは、下ごしらえをする。
- しっとりと仕上がる調理法を選ぶ。
- とろみのある調味料で食べ物をつなぐ。

咀嚼・嚥下しやすい調理のポイント

噛みやすく下ごしらえ

肉やかたい野菜などの噛みづらいものは少しの下ごしらえで咀嚼しやすくなる。調理済みの冷凍食品などを利用してもよい。

- 肉なら………**隠し包丁**を入れる
  酢や麹《こうじ》、すりおろした
  玉ねぎなどに**漬ける**
- 野菜なら……ゆでておく
  長めに煮ておく
  繊維を切るようにカットする

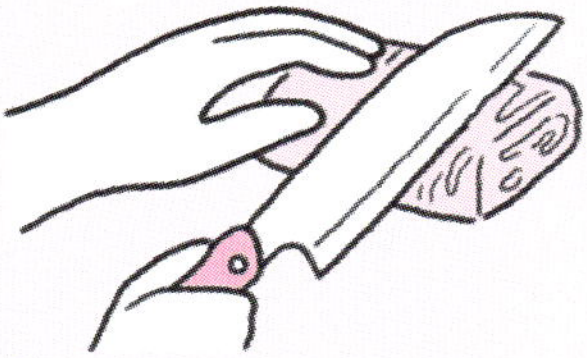

しっとり加熱・調理

口の中でまとまるように、水分をほどよく含んだ状態にする。とくに加齢とともに不足しがちなたんぱく質は、加熱法と調理時間で質が変わるので、上手な加熱の方法を知っておくことが重要。

- 鶏のささみなら……塩と酒を入れた熱湯に7〜8分間入れ、**火にはかけずに余熱で火を通す**としっとりとする

とろりとした調味料・ソースを使う

とろみのある調味料やあんは、唾液の補助役として食べ物のつなぎになる。低栄養を防止するために、卵や体によい油がオススメ。

- パサパサの葉物野菜なら……**オイルドレッシングであえる**
- パラパラチャーハンなら……**半熟の目玉焼きを上にのせる**

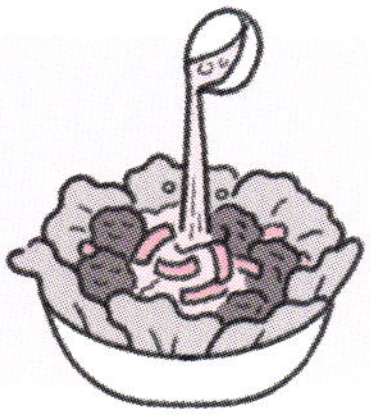

窒息・誤嚥を招く要注意！の食べ方

誤嚥リスクの高い食べ方習慣を減らそう

皆さんそれぞれに慣れた食べ方があるでしょう。機能に問題がなければそのままでもいいですが、加齢により嚥下の機能が落ちると、左ページのような食べ方では窒息や誤嚥が生じやすくなります。まだ機能が落ちないうちに、このような食べ方を改善しておくことも、窒息・誤嚥予防になります。

人と話しながら食べることは、実はかなり高度な能力です。話すために呼吸する一方で、嚥下のために呼吸を止めたり、話すための口の動きと食べるための口の動きを切り替えるなど、複雑な作業が必要です。人との食事も楽しみのひとつですから、無理にやめることはありません。**口の中に食べ物があるときは話すのはひかえ、飲み込み終わってから話すように心がけましょう。**

POINT

- 窒息・誤嚥しやすい食べ方を見直そう。
- 急いで食べると窒息の危険が高まる。
- あごを上げると誤嚥しやすい。

窒息・誤嚥リスクの高い食べ方

急いで食べる、口の中に流し込む

まだ大きいかたまりのまま、一口に飲み込める量よりも多い飲食物がのどに流れ込むことが多いため、気管や咽頭をふさいで窒息するリスクが高まる。

あごを上げる、上を向く

寝た状態や、いすにもたれかかって飲食するとき、コップで水を飲むときなどにこの体勢になりやすい。あごの上がった状態は、救急時にも行われる「気道確保の姿勢」。当然飲食物が気管に流れ込みやすい。

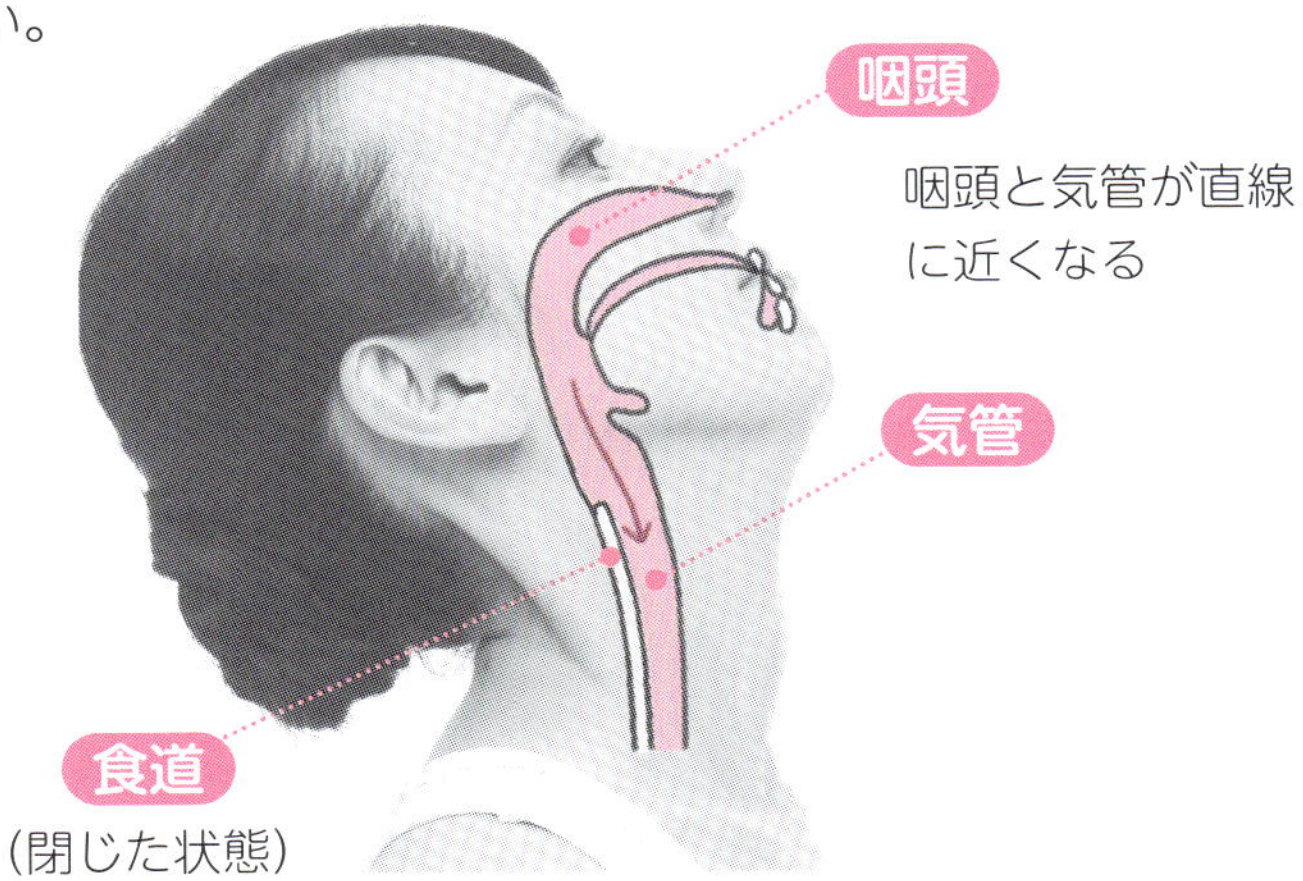

あごを前に出す

はしやフォークを動かすのではなく、顔を近づけて食べようとすると、あごが前に出ることがある。とくにお皿から口まで食べ物を運びづらい状況や、猫背のときに生じやすい。これもあごが上がっているのと同様の状態になり、飲み込みにくくなる。

誤嚥予防の食べ方を身につけよう

準備・姿勢・心がけでのどを元気に

誤嚥リスクを低くする食べ方とは、どんな食べ方でしょうか。

まず、すぐ食べ始めるより、口やのどの柔軟体操をして、準備をしてから食事を始めると、スムーズに咀嚼・嚥下ができます。また、食べるときの姿勢も大切。**食べ物がスムーズに食道に入る姿勢を習慣にしましょう**。

そもそも、本書を読んでいる皆さんはこれまで問題なく食べてきたのですから、基本的な咀嚼・嚥下はできるはず。その機能を少しでも長く維持したいなら、これからはぜひその「基本的な咀嚼・嚥下」を少し意識してていねいに行ってください。第1章でご紹介した**咀嚼・嚥下のstep1〜5**（P.16〜21）**の動きをひとつひとつ感じながら食べる**ように心がけることが、誤嚥予防の食べ方習慣の大原則です。

POINT

- 準備体操で口とのどを柔軟にしておく。
- 背筋を伸ばし、首は自由に動く姿勢で。
- ていねいに食べるように心がける。

誤嚥リスクを減らす準備・姿勢のポイント

準備体操をする

- **モグモグ力・ウルルン力トレで準備体操**

　疲れない程度にモグモグ力・ウルルン力のトレーニングをして口の中の動きをよくし、唾液が出るよう準備をしてから食べるとよい。

- **のど周りの柔軟体操を**

　のどに力が入っていると食道が開きにくく、飲み込みづらくなる。のど周りをやわらかくしておくため、疲れない程度にゴックン力のトレーニング（P.50～53）をしておくとよい。

姿勢を整える

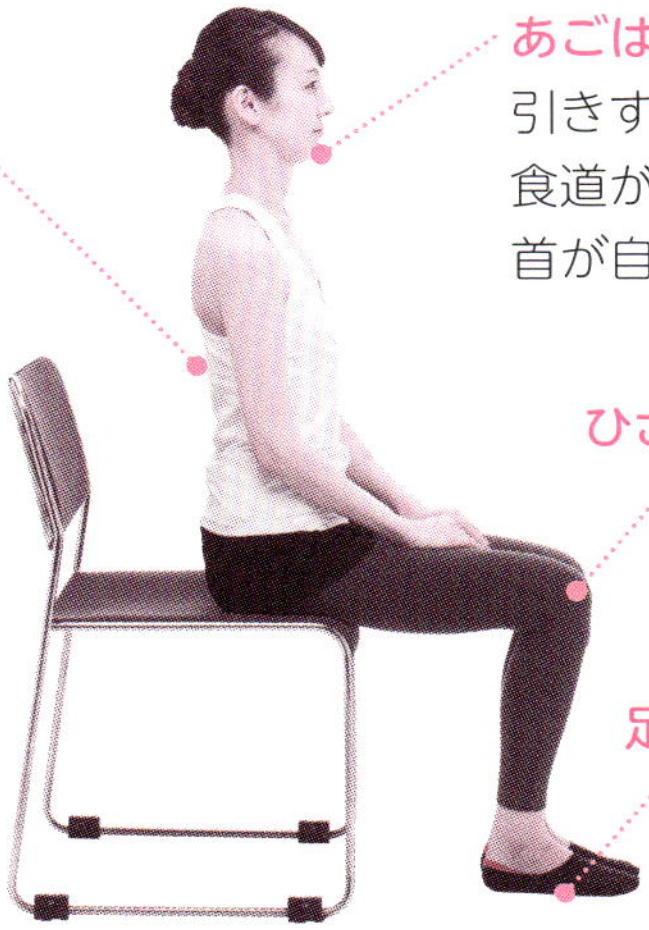

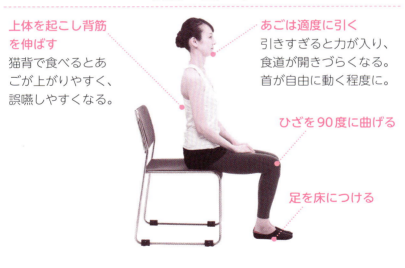

上体を起こし背筋を伸ばす
猫背で食べるとあごが上がりやすく、誤嚥しやすくなる。

あごは適度に引く
引きすぎると力が入り、食道が開きづらくなる。首が自由に動く程度に。

ひざを90度に曲げる

足を床につける

ていねいに食べる

　一口ごとに、噛む→飲み込む→次の食べ物を口に入れる、と咀嚼・嚥下の各段階を意識してていねいに食べるように心がける。

column

コップのカタチで誤嚥予防

「飲み物を飲む」ということは、上を向きながら嚥下することが多いため、誤嚥のリスクが高くなります。現在は嚥下についての意識も高まり、そのような誤嚥リスクを下げるさまざまな介護用品のコップが販売されています。しかし、わざわざそのようなコップを買わなくても、家にある「誤嚥しにくい形のコップ」を使用することで、誤嚥リスクを下げることができます。

● 誤嚥しやすいコップ

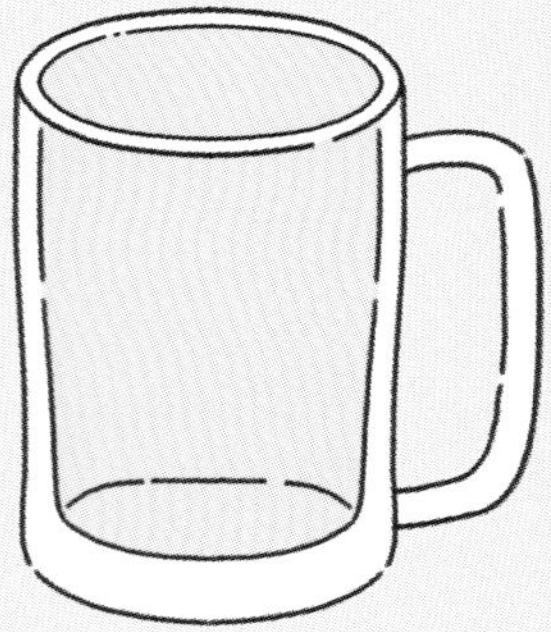

内側が垂直に近い形は、上を向かなければ最後まで飲めないので誤嚥リスクが高い。

● 誤嚥しにくいコップ

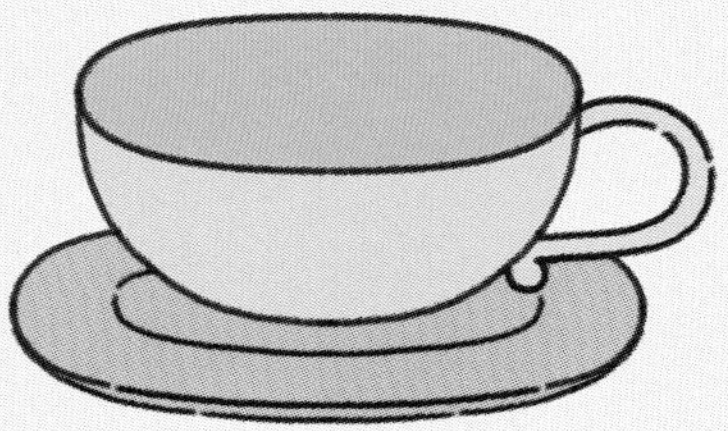

浅く傾斜がゆるい形であれば、あまり上を向かなくても飲めるので誤嚥リスクが低い。

● こんな飲み方に注意

とくにビールジョッキのような内側が垂直に近い形のコップで、勢いよく飲むと誤嚥リスクが高くなります。夏場のビールなど、つい一気に飲みたくなりますが、誤嚥しないように注意しましょう。

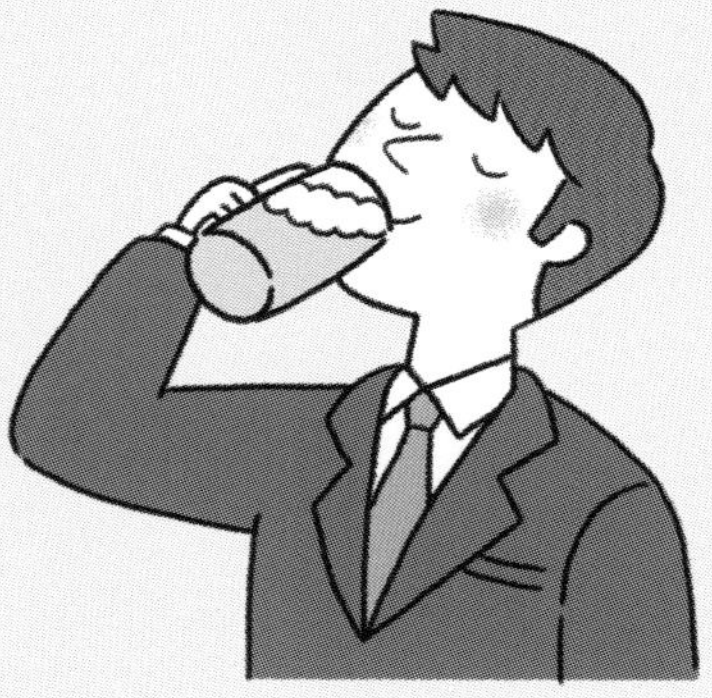

第4章

のどを元気にするライフスタイル

咀嚼力・嚥下力や、異物を気管から吐き出す力を維持するために、食事のシーンだけではなく、生活全体で取り組める工夫があります。

また、低栄養を予防して全身の健康を保ち、誤嚥しても誤嚥性肺炎まで進行しないような「防衛体力」をつけることも、大変重要なのです。この章では、あなたののどを元気に保つ生活提案をしたいと思います。

話して笑ってのど元気

おしゃべり・笑いは「楽しいのどトレ」

第2章「発声トレーニング」（P.44）でもご紹介しましたが、実は**話すこと自体、とてもいいのどトレです**。食べるときと話すときは、共通して使う筋肉がたくさんあります。どちらも、なめらかに口を動かさなければうまくいきません。さらに、話す刺激で唾液がよく分泌され、ウルルン力も上がります。わざわざのどトレするのが面倒という方は、**ご家族や友人と話す機会を増やしましょう**。人と話すことで、認知機能への刺激も期待できますね。

また、**大笑いをするのものどトレのひとつ**。笑うときは腹筋を使うので、横隔膜の筋肉が鍛えられ、ゴホン力が上がります。また、表情筋という口周りの筋肉をよく使うので、咀嚼の力もアップ。寄席に行ったり、バラエティ番組を見てアハハと笑うことも、のどを元気にするライフスタイルのひとつなのです。

POINT

- 食べる能力と話す能力は深く関係する。
- 話す刺激で唾液も出てくる。
- 笑う門には“のど元気”。

column

一人暮らしのこんな生活習慣に要注意

とくに一人暮らしの方は、生活がズボラになりがちなもの。でも、そんなズボラに誤嚥性肺炎のリスクを上げる要因があります。生活習慣で注意すべき点の例を見てみましょう。

誤嚥性肺炎を予防したい方で次のような習慣がある方は、まずはちょっとした努力で手軽に改善できる「かき込み食べ」「会話」から見直してはいかがでしょうか。また、身近な人にそのような習慣があれば、リスクを高める可能性があることを教えてあげるといいかもしれません。

ありがちな生活習慣と誤嚥性肺炎の関係

1	定年後人付き合いが少なくなり、話したり笑ったりしなくなる → 咀嚼・嚥下に必要な筋力が落ちる
2	テレビを見ながら食べ物をかき込むように食べる → 誤嚥をしやすくなる
3	料理をしない → 買い食いが増え、コンビニ弁当などのかたく、飲み込みにくいものをよく食べるようになる。その結果誤嚥リスクが上がる → 天気や疲れ具合によって、弁当などを買いに行くのが面倒になり、三食きちんと食べなくなる。その結果、低栄養になり誤嚥性肺炎のリスクが上がる

買い物で決まるのどと全身の健康

食べ物の「買い方」はバランスよく！

食べることはまず、買い物から始まります。買い方によっては、飲み込みにくい食品ばかりになって誤嚥したり、低栄養になったりします。低栄養になると、全身状態が悪化するのはもちろん、口やのどの筋肉がやせ、十分に口の中で咀嚼したりのどで圧をかけたりできなくなるなど、咀嚼や嚥下に直接影響します。

食材を買うときは、**「栄養も飲み込みやすさもバランスよく」**がポイントです。栄養面ではとくに**たんぱく質、カルシウム、ビタミン類が豊富なもの**を選ぶこと。食べづらいと炭水化物に偏って食べてしまいがちです。のどトレをしても、筋肉のもととなる栄養をとらないと意味がありません。意識的に買ってしっかり栄養をとりましょう。

POINT

- 食べ物の買い方次第で誤嚥を防止できる。
- 低栄養でのどがやせると誤嚥しやすい。
- たんぱく質が多い食材を積極的に買おう！

食べ物を「バランスよく」購入して誤嚥防止

食べやすさをバランスよく

どのように調理してもかたすぎる食材は避ける。また、かたいもの、パサパサしたものばかりだと食べづらいので、次のような食べやすいものも一緒に買っておくと安心。

- そのままでもやわらかく、食べやすいもの。
- 調理によってやわらかくなるもの。
- 食べづらいものと一緒に食べると飲み込みやすくなるもの。
（つなぎになるマヨネーズ、ドレッシングなど）

栄養をバランスよく

次の栄養素は低栄養を防止する大切な、しかし高齢者に不足しがちな栄養素。とくに毎食たんぱく質がとれるようにいろいろな種類と量を買いましょう。

たんぱく質：肉、魚、卵　など
カルシウム：牛乳、小魚　など
ビタミンC：オレンジ、ブロッコリー　など
ビタミンB_6：バナナ、ナッツ、大豆　など

購入方法をバランスよく

料理するのはいいことだが、それが面倒になって食べなくなっては逆効果。次の方法も取り入れ、きちんと食べる生活を心がける。

中食：宅配、コンビニのお惣菜　など
外食：ファミリーレストラン、近所の食堂　など

意外に重要！ 就寝時の姿勢

寝ているときの誤嚥に要注意

寝ているときの姿勢は自覚しにくいものですが、実は誤嚥予防にとても重要です。**夜間に唾液が流れ込んで誤嚥性肺炎になることも多くあります**。寝る前の口腔ケアとともに、低すぎないまくらを当てて少しあごを引いた姿勢で寝ると、直接気管に唾液が流れ込むことを減らせます。

座っているときの姿勢をチェック！

座っているときは、力が抜けて姿勢が崩れがち。食べるときの理想的な姿勢（P.89）のように、姿勢がいいと肺にたくさん空気が入り肺活量が増えます。また、上半身の筋力や呼吸筋力が鍛えられます。これらはゴホン力（異物を吐き出す力）の維持に役立ちます。

POINT

- 寝るときの姿勢で誤嚥性肺炎を予防。
- あごを引いて寝て、唾液の誤嚥を防止。
- 座る姿勢をよくして肺活量・呼吸筋力をUP！

寝ているときの姿勢で誤嚥予防！

● いつもあお向けで口を開けて寝ている人

予防法

口を閉じやすいように、横向きで寝たり、枕を高くしたりする

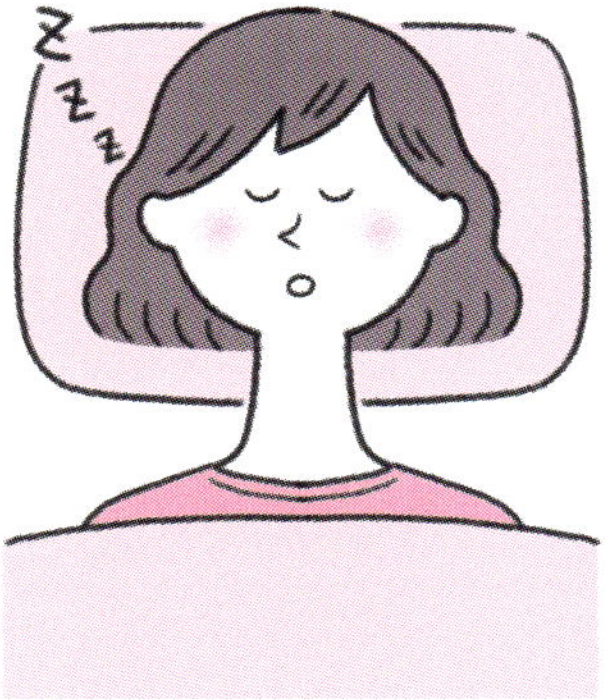

唾液が流れ込みやすく、誤嚥性肺炎を引き起こしやすい。

● いつも同じ側で横向きに寝ている人

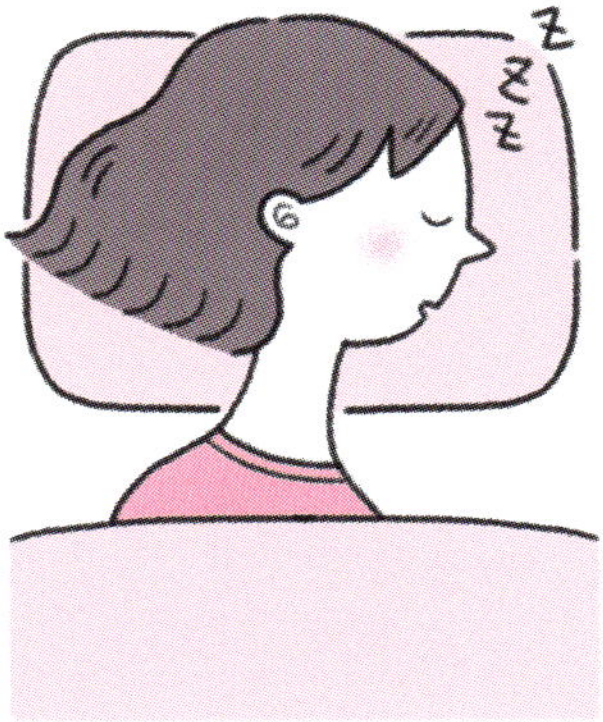

いつも下になっている方の肺が圧迫されやすい。

予防法

反対向きにも寝て、左右とも均等に筋力をつける

● 朝起きると胸やけや胃の違和感がある人

予防法

上半身を少し上げて寝る

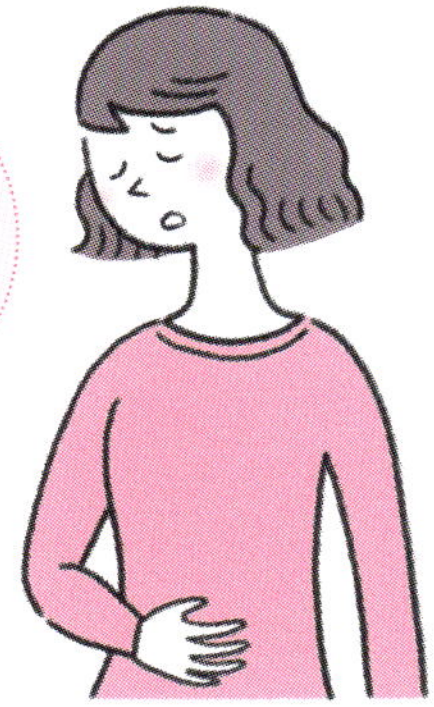

胃から食べ物や胃液が逆流している可能性がある。

健診はのどの健康を推し量る重要な場

定期健診でわかるのどの健康

勤めている人であれば、毎年定期健診がありますね。毎年代わり映えのしない結果を漠然と眺めて、「あまり意味がないな」と思っている人も多いのではないでしょうか。しかし、**定期健診の結果は、のどの健康を推し量るうえでも重要なデータが含まれている**のです。とくに重要なのが、体重。栄養のバランスが崩れていないかのわかりやすい指標となります。次に貧血の検査。病気ではないのに検査結果が貧血だった場合、鉄分などの不足が考えられます。**貧血は防衛体力の低下につながります**。体重は自分でも量れますが、血液検査はできないので、やはり毎年健診を受けることをオススメします。

また、自治体によっては高齢者に向けた「**介護予防健診**」を行っています。厚労省が定めた「基本チェックリスト」にそって運動機能や口腔機能など**生活に即した検査ができ**、防衛体力低下の予防にも役立ちます。

POINT

- 定期健診でのどの健康を推測できる。
- 体重測定・血液検査で栄養状態の確認を。
- 高齢者はぜひ介護予防健診を。

健診結果とのどの健康

体重測定

栄養のバランスに偏りがないか、ひと目で確認できます。体重が大きく増減している場合は、1週間分程度の食べた物を書き出して、栄養士に相談して、アドバイスをもらうといいでしょう。

貧血

病気ではないのに貧血と診断された場合、鉄分の摂取が不足していることが考えられます。栄養バランスの崩れは防衛体力の低下を招くので、鉄分を多く含む食品を意識的に多くとり、貧血を改善しましょう。

口腔ケア

定期健診では診られませんが、年に一回は歯科を受診し、検査してもらいましょう。歯や入れ歯だけでなく、あごのことなども相談できます。市区町村などで口腔ケアの定期健診を実施しているところもあります。

介護予防健診の基本チェックリストの概要

次のような内容で、状態を評価する。のどの状態や防衛体力の状態を知るのにも役に立つ。

1	運動機能	階段の上り下りができるか／いすから立ち上がれるか　など
2	栄養評価	体重の増減／BMI
3	口腔機能	かたいものが食べられるか／お茶や汁物をムセずに飲めるか　など
4	閉じこもり	外出をしているか／外出の回数が減っていないか
5	認知症	物忘れが増えていないか／今日が何月何日かわかるか　など
6	うつ	生活に充実感があるか／わけもなく疲れたと感じていないか　など

栄養をしっかりとってのどを鍛える

低栄養は全身状態の問題

嚥下障害は低栄養を引き起こします（P.24）。また、低栄養で筋肉の量が少なくなると、舌やのどの内側の筋肉がやせ、食べ物を送り込む圧がかけられなかったり、しっかりのど仏を持ち上げてゴックンする力が弱くなったりするため、**低栄養も嚥下障害の原因となります**。低栄養になると、食べること自体に疲れたり、時間がかかったりして、余計に食べる量が減り、栄養面で不利になります。そうなると買い物に行けなかったり、料理の手間を惜しんだりして、食べるものが単調になったり偏ったりするという、負のスパイラルに陥ります。

現代は飽食の時代といわれていますが、じつは最近高齢者に増えて問題になっているのが低栄養状態です。平成28年国民健康・栄養調査の結果によると、**65歳以上の高齢者の低栄養傾向の人の割合は17・9％**（約6人に1人）となっています。とくに女性は22・0％で、この10年間で大きく増加しています。

POINT

- 防衛体力を保って食べる能力を維持する。
- 低栄養状態では全身の筋肉量が減る。
- 防衛体力は全身状態の悪化を防ぐ防波堤。

全身状態の悪化を防ぐ「防衛体力」

低栄養の状態が続くと、さらに「防衛体力」の低下も招きます。防衛体力とは、免疫力や、温度や湿度などの外部変化に対する適応力をいいます。防衛体力が低下すると、誤嚥性肺炎だけでなく、肺炎以外のあらゆる感染症にもかかりやすくなります。つまり、**防衛体力は、もっとも基本的かつ有効に全身状態の悪化を防ぐ力**なのです。

インフルエンザなどの感染症は、防衛体力を低下させるきっかけになります。インフルエンザや肺炎球菌の予防接種は受けておきましょう。貧血なども防衛体力を低下させる原因になります。鎮痛薬などの過剰摂取が胃潰瘍を引き起こして食欲不振になったり、出血したりすると、貧血に進行することもあるので気をつけましょう。

65歳以上の低栄養傾向者（BMI ≦ 20kg/㎡）の割合

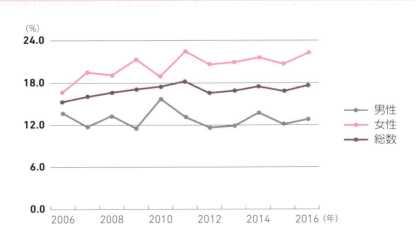

「ちょっとした運動」が防衛体力につながる

日常的に動いて体力UP

体力をつけることは、誤嚥性肺炎予防に大きく役立ちます。ムセたり咳をしたりして、誤嚥したものを気管から出すのには、呼吸する力や腹筋、背筋の力が必要です。また、栄養状態がよい状態で体力もあれば、全身のすみずみまでたっぷりと酸素と栄養が行き渡り、防衛体力が高まるのです。

最低限しか動かない日常生活を送っていると、心肺機能はいつの間にか低下しがちです。**日常生活のなかでも面倒がらず、こまめにしっかり動くことを意識する**だけでも体力は維持できます。さらに左ページのようなちょっとした運動を取り入れればより効果的。できるだけ動きを減らさない生活習慣が、あなたののどと全身を元気に保ってくれます。

POINT

- 咳やムセをするにも体力が必要。
- 体力UPで全身状態UPを目指す。
- まめな運動でのども体もずっと元気に！

ちょっとした心がけで体力 UP！

日常生活で体力UP！

- **歩行で有酸素運動**
  歩行は疲れない省エネモードではなく、意識的に速歩きにして有酸素運動をしましょう。1日30分間程度行うのが理想です。
- **外に出る習慣を**
  1日1回は外に出る習慣をつけましょう。階段を積極的に上り下りして、太ももなどの大きい筋肉を動かすことが効果的。

プチ体操で体力UP！

- **いすスクワット**
  いすから立ったり座ったりするだけでも有酸素運動になります。外での運動ができないときに。コツは急がないこと。立って5秒間キープ、座って5秒間キープくらいのペースでやりましょう。

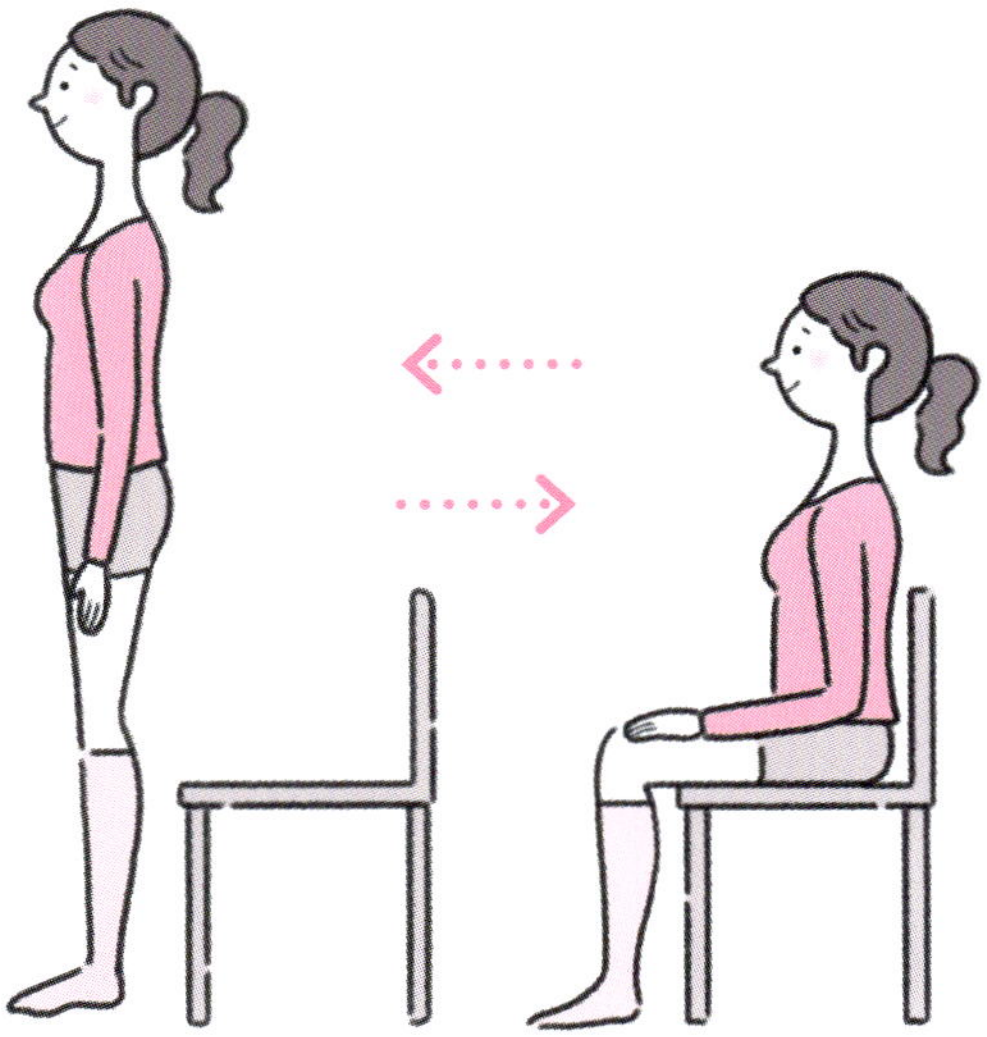

- **スローラジオ体操**
  ラジオ体操を、倍のゆっくり速度で行います。各動作の回数は本来の半分でOKです。ひとつひとつの動作をていねいに、息を止めずにやりましょう。

Q1 Question

同年代の友人が誤嚥性肺炎で亡くなり、
私も怖くなってきました。
食品はなるべくやわらかく、
飲み込みやすいものを食べた方がいいでしょうか？

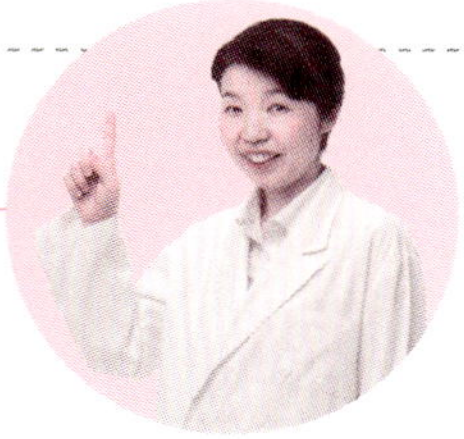

Answer
元気なうちはさまざまなものを食べましょう

飲み込みやすくするためには、食品はやわらかく加工しましょう。しかし、やわらかい食品はどうしても水分が増える傾向があり、栄養価は下がりがちです。その結果、低栄養状態を招きかねません。オススメは油や卵などカロリーのあるものでやわらかくしっとりさせることです。

しかし、まだお元気な方であれば、のどトレで機能を維持しつつ、実際に食べるシーンでも咀嚼・嚥下できる機能を落とさないように、いろいろな食品を積極的に摂取しましょう。不安がある場合には、かたいものを続けて食べず、やわらかいものと交互に食べれば、安全に配慮しつつチャレンジもできます。

栄養バランスや量を考えて食事や間食をしたり、適度な運動をしたりすることで防衛体力がつき、誤嚥性肺炎の防止につながります。

Q2 Question

第２章のチェックリストで気になる項目があります。きちんと飲み込めているか検査したいのですが、受診するなら何科がよいですか？　また、どのような検査が行われますか？

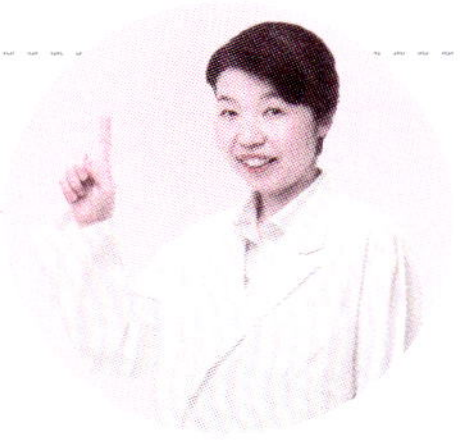

Answer

まずはかかりつけ医に相談しましょう

かかりつけ医に相談することで、原因がのどにあるのか、歯や義歯にあるのかを判断してくれ、どの科にかかるべきなのかを教えてくれます。

のどを細かく診察してくれるのは耳鼻咽喉科ですが、今までの病気や飲んでいる薬などについて、かかりつけ医に紹介状に細かく書いてもらえば、より受診がスムーズになります。

また、嚥下機能の検査には、のどの状態や食べ物を食べるときの様子を内視鏡（喉頭鏡）で観察する場合と、X線の透視で観察する場合とがあります。耳鼻咽喉科であれば、初診の際に喉頭鏡で見てくれることが多いです。X線透視検査は、設備のあるところに限られ、かつ予約制のことが多いです。

なお、機能低下があった場合に支えてくれるのは、医師だけでなく、理学療法士や看護師、歯科衛生士、栄養士などさまざまな職種の人たちです。市区町村で相談窓口を設けているところもあるので、困ったときには相談してみましょう。

Q3 Question

母が認知症初期との診断を受けました。今はパクパクごはんを食べています。認知症は誤嚥とは関係があるのでしょうか？　やっぱりのどトレはした方がよいのでしょうか？

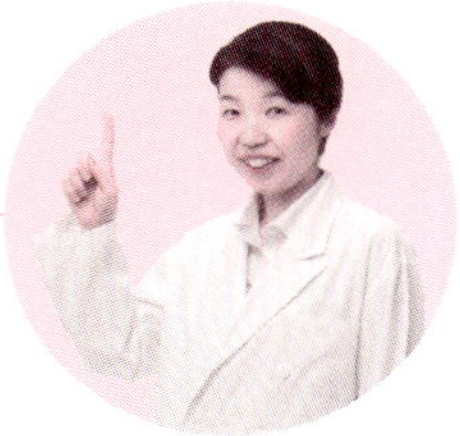

Answer

初期のうちにのどトレを習慣化しましょう

飲み込みづらさを引き起こす原因疾患はいくつもあります（左表）。お母様も、認知症が進行すると嚥下機能が低下するおそれがあります。認知症が進行すると、のどトレの方法も伝わりづらくなりますし、身の回りのことを意識的に取り組むことが難しくなるため、全身状態が悪化しやすくなります。

まだ認知症初期でお元気であれば、簡単なのどトレを覚えていただき、筋肉を鍛えておいてのどの力の「貯筋」をしておくこともできるでしょう。また、低栄養を予防し防衛体力をつけるライフスタイルをご本人に習慣化しておいてもらうことで、誤嚥しても肺炎まで至らないような体作りをしておくことができそうです。

本書ののどトレは、全身状態がよくのどの機能が保たれている方なら実践していただけるものです。無理のない範囲で、お母様にも取り組んでいただけると幸いです。

なお、認知症の方には、指示だけするよりも、毎回一緒に行うという配慮が必要です。

嚥下障害を引き起こす疾患

口やのどの痛み・変形がある疾患

- 口の中の痛みがある疾患（口内炎など）
- のどの腫れがある疾患（扁《へん》桃《とう》炎など）
- 口やのどに変形がある疾患（舌、食道、喉頭の腫瘍など）

脳卒中

障害された脳の部位によって、嚥下障害が軽かったり、まったくなかったりする場合もある。

神経筋疾患

パーキンソン病や多発性筋炎などのさまざまな神経筋疾患で嚥下障害があらわれることがある。

認知症

大脳の病気なので、進行すると手足の障害や嚥下障害があらわれる。のどの問題だけでなく、食事に関するさまざまな機能が低下する。

心理的要因

神経性の食欲不振や、心身症、ストレス性の胃潰瘍や胃炎などにより、飲み込みづらさを強く感じて飲み込めなくなることがある。

上記以外でも、病気になって入院したり、手術などで一定期間飲食できなかったりするなどといったことでも嚥下機能が低下し、安全に飲み込むことができなくなる場合がある。

Q4 Question

父が脳梗塞になり、嚥下障害があると言われました。本人は食べることが好きなので、どうにか食べさせてあげたいと思うのですが、本書ののどトレを試してもよいでしょうか？

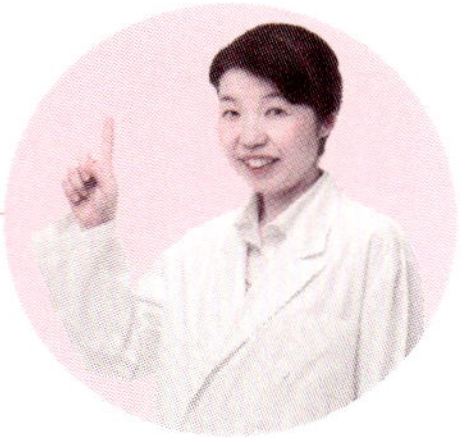

Answer

まずは嚥下機能検査の結果を確認しましょう

まずは検査の結果について主治医のチーム（医師、看護師、理学療法士、栄養士など）によく話を聞いてみてください。本書ののどトレは予防的に現在の機能を維持しようとするものなので、疾患で急激に嚥下機能や全身状態が落ちた方々には強すぎるため、むしろ状態を悪化させる可能性もあります。そのため、慎重に考えなければなりません。

もし、嚥下機能が低下していても、機能回復リハビリテーションもあり、誤嚥性肺炎予防のためにご本人、ご家族ができることは少なくありません。リハビリテーションは決して「誰かにやってもらうだけ」のものではなく、本人や家族の意思が重要になってきます。ぜひ「嚥下機能改善のために協力したい」と医療者に相談し、協力・分担しながらリハビリテーションに取り組んでください。

Q5
Question

自宅でベッドに寝たきりの母。寝たきりでものどの機能が低下していくのを防ぐことはできますか？

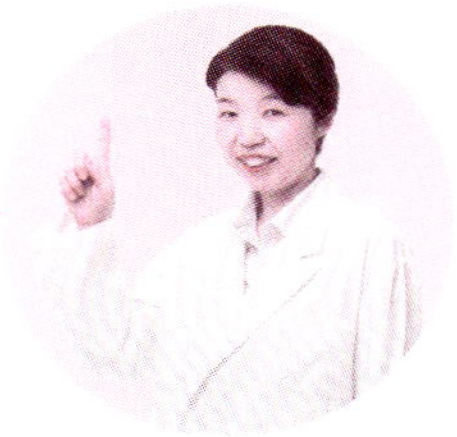

Answer

まずはかかりつけ医に相談を

最近は、訪問診療を行っており、かつ嚥下障害に詳しい医師も増えてきました。医師以外で、介護保険の在宅サービスに関わる職種でも、嚥下障害の支援をすることができるスタッフも増えています。それだけでなく、嚥下機能の検査は、病院を受診できない場合であっても、往診でも受けることができます。まずはかかりつけ医に相談してください。

また、歯科医師や歯科衛生士の訪問で、歯の治療を受けたり、専門的な口腔ケアや口腔機能のリハビリテーションを受けることもできます。

このように在宅でできることも数多くあります。まずはかかりつけ医に相談をして、地域の在宅サービスを利用してみましょう。そのなかで、状態の評価をしてもらったり、アドバイスを受け、実践したり、あるいはリハビリテーションを受けたりすることをお勧めします。

おわりに

あなたに必要なのどトレや、改善すべき生活習慣は見つかりましたか？
でも、「フムフムなるほど」と思うだけでは、のどは鍛えられません。
大切なのは、実践と継続！
起きてすぐ、昼食後、寝る前など、
ぜひ毎日の生活に組み込んで、続けてみてください。

1週間くらい休んでも、また次の週再開すれば大丈夫。
気楽に続けることが、あなたののどと体を守ります。

この十数年で、嚥下機能の診断や検査方法は大きく進歩し、
加齢に伴ってのどが老化する事実や、
のどの奥で行われている嚥下や誤嚥のしくみが、
どんどんわかってきました。

この本に書かれていることも、
つい数十年前の高齢者の方たちには、
伝えられなかったことが多いのです。

何もしないで衰えを待つのではなく、
のどにも適度に運動させてあげて訓練することで、
のどの健康寿命は延ばせるのです。
こういった知識を知ることができるという
時代の恩恵を、ぜひ享受して、活用してください。

「食べ物」「飲み物」を飲み込むことは、
一生続けていきたい日常生活。
のどトレで、あなたの「おいしい時間」が、
長く続きますように。

著者

藤谷順子（ふじたに・じゅんこ）

国立国際医療研究センター病院リハビリテーション科医長。医学博士。筑波大学医学専門学群卒。東京医科歯科大学神経内科での研修後、リハビリテーション科医師となる。東京大学医学部附属病院、国立療養所東京病院、埼玉医科大学病院、東京都リハビリテーション病院等を経て、2002年より現職。著書に『在宅・施設ケアスタッフのための誤嚥のケアと予防チェックテスト88』（日本看護協会出版会）、『テクニック図解 かむ・飲み込むが難しい人の食事』（講談社）、『誤嚥性肺炎～抗菌薬だけに頼らない肺炎治療」（医歯薬出版）などがある。

[Staff]
装丁：小口翔平＋上坊奈々子（tobufune）
撮影：西山航（世界文化ホールディングス）
モデル：直井梓（オスカープロモーション）
ヘアメイク：中田有美（オン・ザ・ストマック）
イラスト：川添むつみ
編集協力：株式会社キャデック
編集：三宅礼子
校正：株式会社円水社

ムセはじめたら、「1分のどトレ」

発行日　2018年6月20日　初版第 1 刷発行
　　　　2024年8月20日　　　第11刷発行

著　者　　藤谷順子
発行者　　岸 達朗
発　行　　株式会社世界文化社
　　　　　〒102-8187
　　　　　東京都千代田区九段北4-2-29
　　　　　TEL：03-3262-5118（編集部）
　　　　　TEL：03-3262-5115（販売部）
印刷・製本　中央精版印刷株式会社

ISBN978-4-418-18410-1

本の内容に関するお問い合わせは、
以下の問い合わせフォームにお寄せください。
https://x.gd/ydsUz